DES

ARCS BRANCHIAUX

CHEZ L'HOMME

PAR

Le Dr E. QUÉNU

Professeur agrégé à la Faculté de médecine,
Chirurgien des hôpitaux.

PARIS

ASSELIN et HOUZEAU, ÉDITEURS

LIBRAIRES DE LA FACULTÉ DE MÉDECINE

Place de l'École-de-Médecine.

1886

DES

ARCS BRANCHIAUX

CHEZ L'HOMME

PAR

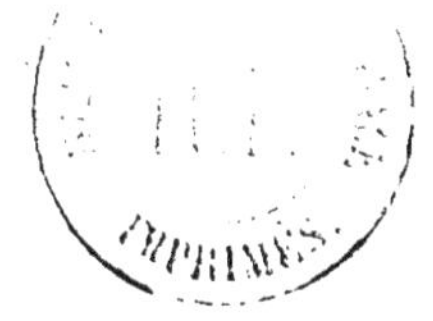

Le Dᵣ E. QUÉNU

Professeur agrégé à la Faculté de médecine,
Chirurgien des hôpitaux.

***

PARIS

ASSELIN et HOUZEAU, ÉDITEURS

LIBRAIRES DE LA FACULTÉ DE MÉDECINE

Place de l'École-de-Médecine.

1886

DES ARCS BRANCHIAUX

CHEZ L'HOMME

INTRODUCTION ET HISTORIQUE.

Lorsqu'on examine un embryon humain de la troisième ou de la quatrième semaine (Fig. 1), on aperçoit sur les côtés de

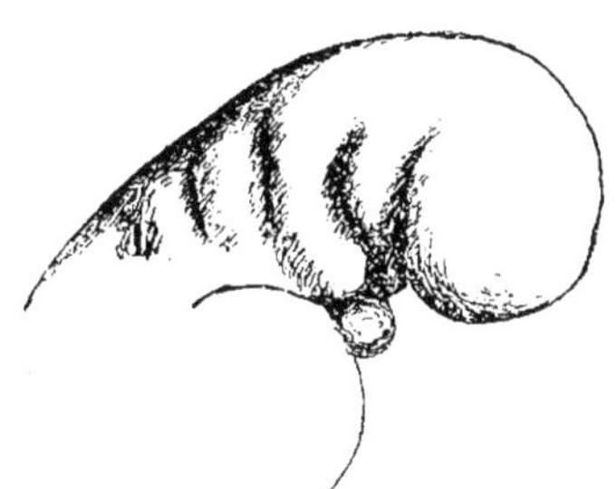

Figure 1 (d'après His).

Embryon de la 4ᵉ semaine.

la région cervicale une série de sillons transversaux, inégalement développés, non parallèles, mais tendant à converger vers la face ventrale de l'embryon. Ces sillons limitent des renflements ou bourrelets qui semblent s'avancer de la face dorsale, simulant comme des arcs ou des côtes destinées à circonscrire la cavité viscérale. Ces bourrelets, ce sont les *arcs branchiaux*, encore appelés arcs viscéraux, arcs œsophagiens, etc.

Quénu.   1

etc. Les sillons portent le nom de *fentes branchiales*, et le terme *appareil branchial* s'applique à l'ensemble des fentes et des arcs.

L'appareil branchial existe chez tous les vertébrés, il ne fait défaut chez aucun, même chez le plus dégradé, l'amphioxus ; aussi, Hæckel a-t-il noté les arcs branchiaux dans son type primitif du vertébré. Chez tous, les arcs apparaissent et subissent leurs métamorphoses dans le même ordre ; les relations qu'ils affectent avec le système artériel sont identiques ; leur destination offre de nombreuses analogies, au moins pour les premiers arcs : c'est ainsi que le premier de tous, l'arc mandibulaire, préside toujours à la formation des mâchoires et que les suivants prennent toujours part à la formation de l'appareil hyoïdien. Quant aux derniers arcs, transitoires chez les vertébrés, les plus élevés en organisation, ils disparaissent chez eux de bonne heure ; ils subissent, au contraire, chez les poissons et les batraciens une différenciation qui les rend propres temporairement ou pour toujours, à la respiration aquatique. Les fentes persistent toute la vie chez les poissons : elles livrent

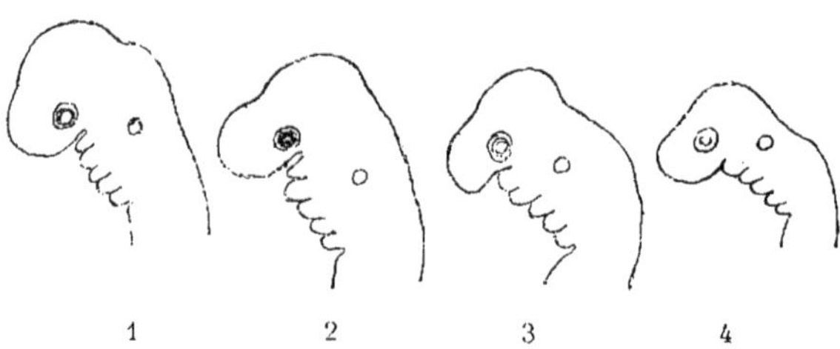

Figure 2 (d'après Hæckel).

1. Embryon humain.
2. Embryon de lapin.
3. Embryon de poulet.
4. Embryon de poisson.

passage à l'eau chargée d'oxygène qui pénètre de la bouche dans la chambre respiratoire, à la rencontre des franges vasculaires, développées le long des arcs branchiaux. S'il est vrai que chez les mammifères, les oiseaux et les reptiles, les arcs

branchiaux ne fonctionnent jamais comme de véritables organes respiratoires, il faut néanmoins reconnaître que l'appareil branchial est primitivement identique, que les embryons
se ressemblent (Fig. 2), et que la différenciation de l'appareil
respiratoire est secondaire. Encore convient-il de faire remarquer, avec Hæckel, que les organes respiratoires des vertébrés
supérieurs, les poumons, proviennent eux aussi de la première
portion ou portion branchiale du tube intestinal.

On ne saurait nier que ces faits aient fourni de solides ar-
guments aux partisans du transformisme, à ceux qui ne voient
dans l'évolution embryonnaire de l'individu, dans l'ontogénie,
comme ils disent, qu'une courte récapitulation de l'évolution de l'espèce. Le têtard de la grenouille n'est-il pas un
poisson par son appareil respiratoire ? n'est-il pas un animal
aquatique respirant par des branchies l'air dissous dans
l'eau (1).

Bien que n'ayant à traiter que des arcs branchiaux chez
l'homme, il nous a paru que nous ne pouvions passer sous
silence la haute signification philosophique de l'appareil branchial dans la série des vertébrés.

Il est curieux de noter que c'est en partant d'idées philoso-
phiques que Meckel avait hypothétiquement admis l'existence
des branchies à un stade de la vie embryonnaire des mammifères : l'embryon des animaux supérieurs devait, d'après lui,
parcourir, avant d'atteindre sa perfection, plusieurs degrés
d'organisation, or « ces différents degrés correspondent à ceux
que certains animaux ne dépassent jamais pendant toute la
durée de leur vie. »

L'hypothèse de Meckel fut vérifiée par la découverte de
Rathke en 1825 (2). Rathke observa pour la première fois les
fentes branchiales sur un embryon de cochon long de six lignes, puis des observations analogues furent faites par lui sur
l'embryon de cheval et enfin sur l'embryon humain. « J'ai
aussi trouvé des traces de branchies, écrit-il à Von Baer, chez

(1) M. Duval. Du Darwinisme. Introduction.
(2) Nous empruntons une partie de cette étude historique à la thèse
de Cusset (Paris, 1877).

des embryons humains, savoir dans un embryon de six ou
sept semaines : il y en a deux de chaque côté, une antérieure
et une postérieure. Comme les fentes qui les séparent pénè-
trent jusque dans le pharynx, elles sont tellement distinctes
qu'il ne peut rester aucun doute sur leur existence. »

Avant Rathke, qui les a découverts, et Meckel qui les a
supposés, les arcs branchiaux auraient été vus par Wolff,
Sœmmering et Bojanus, car on en voit des indications dans
quelques-unes des figures données par ces auteurs (Milne
Edwards). La plupart des embryologistes de l'époque controlè-
rent les assertions de Rathke, et, en 1828, Von Baer publiait
dans les *Annales des sciences naturelles*, un mémoire important
sur « les branchies et les vaisseaux branchiaux dans les embryons des animaux vertébrés ». Baër note avec raison que les
fentes ne se forment pas et ne disparaissent pas en même
temps, il complète la description des arcs vasculaires, dont
Huschke nous a appris l'existence dans l'épaisseur des arcs
branchiaux. Von Baër étudie la disposition du système artériel dans les arcs branchiaux, non seulement chez les mammifères et les oiseaux, mais encore chez les sauriens et les ophi-
diens. Il arrive ainsi à cette conclusion générale « que tous les
vertébrés non aquatiques ont cinq paires d'arcades vasculaires,
lesquelles se manifestent simultanément dans les espèces
inférieures, et successivement dans les espèces élevées. Quant
aux poissons osseux, ils ont quatre arcades vasculaires qui
existent pendant toute la durée de la vie dans les branchies
permanentes. »

Citons encore un mémoire de Reichert (bien qu'Hæckel
qualifie de détestables ses travaux embryologiques). Reichert a fait porter ses recherches sur le développement
ultérieur des arcs branchiaux, en particulier sur le développement des os de la face et de l'appareil hyoïdien. C'est,
du reste, dans ce sens que vont être dirigés désormais la plupart des travaux, et, peu à peu, l'histoire du développement
des arcs branchiaux va se compléter par l'étude chez l'homme
et les autres vertébrés, des transformations successives qui
aboutissent en fin de compte à former chez les vertébrés su-

périeurs, la bouche, les mâchoires, le cou, l'oreille externe et l'oreille moyenne avec ses annexes les osselets.

L'étude de ces transformations chez l'homme est possible aujourd'hui, grâce aux documents que nous ont légués Reichert, Coste, Thomson, Hensen, Ecker, etc., récemment Fol, His, etc., grâce aussi aux faits de tératologie et à l'étude de l'embryologie comparée. Nous ne pouvons en dire autant de l'étude du premier développement. Nous assistons bien à l'apparition des premiers arcs sur des embryons humains du quinzième ou du dix-huitième jour, mais pour les phénomènes qui précèdent et dont une très courte revue préalable nous paraît indispensable à la compréhension du sujet, nous sommes obligé de nous retourner vers l'embryologie des oiseaux et des mammifères, et de nous laisser conduire par elle jusqu'au stade où l'observation sur l'embryon humain a été possible. Par suite, nous commencerons par un bref résumé des phénomènes qui, chez le poulet, mènent du blastoderme à la constitution du capuchon céphalique et à l'apparition des fentes branchiales. A ce moment, nous prendrons l'appareil branchial chez l'homme, que nous n'abandonnerons plus désormais dans le reste de notre thèse.

PRÉLIMINAIRES

PREMIERS PHÉNOMÈNES DU DÉVELOPPEMENT
CHEZ LE POULET.

La cicatricule du poulet, avant toute incubation, est déjà différenciée en deux couches de cellules, couches nettement séparées par une cavité dite cavité de segmentation (M. Duval); ces deux couches cellulaires sont les feuillets externe et interne du blastoderme. Le blastoderme est bien circonscrit à sa face profonde, par la cavité sous-germinale; puis les deux feuillets interne et externe qui étaient unis par leurs bords se séparent, le bourrelet blastodermique que formait leur jonction disparaît, et la cavité sous germinale se creuse davantage. Alors dans l'aire transparente (1) apparaît une saillie médiane qui représente la première ébauche de l'embryon; on peut à ce moment constater qu'un troisième feuillet s'est interposé, c'est le mésoderme ou mésoblaste dont M. Duval nous a montré l'origine aux dépens de l'endoderme. Sur l'axe de l'embryon on voit se dessiner une ligne foncée, longitudinale : c'est la ligne primitive que ne tarde pas à remplacer un sillon, le sillon primitif. Le sillon primitif disparaît à son tour, et à sa place se creuse une dépression longitudinale qui successivement s'appellera goutière médullaire et canal médullaire.

Jusqu'ici l'aire transparente était plane : vers la seizième

---

(1) C'est à l'existence de cette cavité et à la réfringence du liquide qu'elle contient qu'est due la transparence de la portion centrale de l'aire embryonnaire ou aire transparente. (M. Duval.)

heure un repli se dessine au-dessus de la gouttière primitive, c'est le repli céphalique.

Deux faits importants vont encore s'accomplir chez l'embryon de poulet avant la fin du premier jour : l'apparition de la notocorde et le clivage du feuillet moyen.

La notocorde, d'origine hypoblastique, se montre sous la forme d'un cordon cylindrique au devant du sillon médullaire.

Le clivage du feuillet moyen s'opère à une certaine distance de la notocorde, de sorte que la partie centrale du mésoderme reste indivise ; dans le reste de son étendue le mésoderme est divisé en deux lames dont l'une s'accole au feuillet externe (somatopleure), et l'autre au feuillet interne (splanchnopleure).

Alors va se dessiner et s'accentuer, le mouvement d'incurvation dont la formation du repli céphalique nous avait déjà donné le premier signal.

Ici nous sommes obligé d'entrer dans plus de détails.

L'incurvation de l'embryon porte sur ses extrémités et sur ses parties latérales : elle incline les premières l'une vers l'autre, elle ramène en dedans les secondes ; elle a ainsi pour résultat non seulement de séparer nettement l'embryon de ses annexes, mais de lui communiquer la forme d'une petite cavité ouverte sur le jaune, qu'on a comparée à une nacelle, à un sabot, etc. Le repli céphalique est le premier en date, il a d'abord la forme d'un arc, puis ses extrémités se rapprochent et il prend l'aspect d'une sorte de cul-de-sac, ouvert en bas, qu'on appelle cavité céphalointestinale, préintestin, aditus anterior, etc. C'est aux dépens de l'aditus que se développeront le pharynx et l'œsophage ; les parois qui le limitent sont constituées par les trois feuillets du blastoderme.

Quelque temps après la naissance du repli céphalique, les apparences se modifient, il semble que le capuchon céphalique soit dédoublé et qu'il y ait deux capuchons superposés. C'est qu'en effet il s'est opéré un véritable dédoublement qui a porté, ici encore, sur le feuillet moyen : cette fente pleuro-péritonéale que nous avons décrite sur les parties latérales de l'embryon, ne se montre pas seulement sur les côtés, elle fait tout le tour de l'embryon, et c'est sa portion céphalique que nous observons sous forme de deux replis qui font suite à la partie indivise du capuchon céphalique (fig. 3).

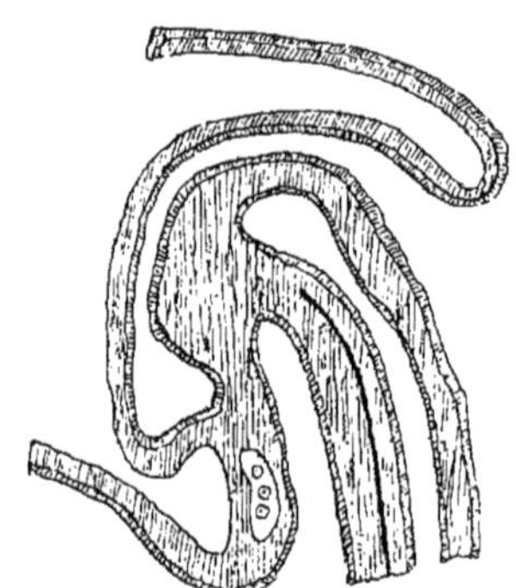

Figure 3 (d'après Tourneux et Hermann).

Coupe longit. schém. d'un embryon de poulet du 3e jour.

La lame fibro-intestinale se porte en bas, c'est dans son épaisseur que naît le cœur, la lame fibro-cutanée se replie en haut et en arrière pour aller former l'amnios (repli céphalique de l'amnios).

Nous sommes au second jour d'incubation, l'extrémité antérieure du canal médullaire s'est renflée pour former la première vésicule cérébrale, puis une seconde et une troisième vésicule sont apparues.

A partir du troisième jour, la tête s'infléchit de plus en plus, la première vésicule cérébrale devenue antérieure et inférieure, s'est divisée en deux vésicules secondaires (vésicules des hémisphères cérébraux). A la fin du troisième jour (Balfour) une petite vésicule, la vésicule olfactive, naît des hémisphères cérébraux : à son niveau l'épiblaste forme une dépression de chaque côté. Les deux dépressions sont isolées indépendantes, ce sont les futures fosses nasales.

Alors va commencer, à proprement parler, le développement du cou ; jusqu'ici le cou n'existait pas, la tête touchait le cœur, mais peu à peu le cœur s'éloigne de la tête, et la séparation entre la région qui lui sera propre (thorax) et le cou, est déjà facile à nettement délimiter. La limite du tronc et du cou, en effet, c'est là où cesse la fente pleuro-péritonéale, c'est ce point où les deux feuillets fibrocutané et fibrointestinal se séparent : tout ce qui surplombe ce point de séparation appartient au cou et à la tête. Le cou est donc caractérisé par l'existence de trois feuillets indivis qui circonscrivent la cavité de l'aditus. L'aditus demeure un cul-de-sac : une simple dépression de l'ectoderme (sinus buccal) marque le point où sera la bouche ; la communication des deux culs-de sac n'aura lieu qu'à la fin du quatrième jour.

En résumé, au commencement du troisième jour : 1° le cou bien limité en bas et très peu développé encore, est confondu en haut avec ce qui sera la face ; 2° le cou est constitué, en arrière, par le canal médullaire et la notocorde, en avant par le pharynx dont la cavité est, je le répète, séparée du dehors successivement par le feuillet interne, le feuillet moyen indivis et le feuillet externe du blastoderme.

Telle est, en peu de mots, la constitution de l'extrémité céphalique et du cou, au moment où vont s'ébaucher les phénomènes relatifs au développement de l'appareil branchial. Le premier de ces phénomènes, d'après Balfour, est la production des fentes. La formation commence par la muqueuse du pharynx (Remak), puis se continue par la resorption du mésoderme. Il en résulte que les bords des fentes branchiales sont tapissées par l'endoderme : lorsqu'en dernier lieu l'endoderme se fissure, l'union des deux épithéliums se fait à l'extérieur du cou, alors le cavité du pharynx communique avec l'extérieur. Les fentes branchiales sont d'abord au nombre de trois (fig. 4), la plus élevée apparaît la première, puis paraissent une deuxième, une troisième et à la fin du quatrième jour, une quatrième fente branchiale.

La production des fentes amène à sa suite l'hypertrophie des bandes de tissu mésodermique comprises entre elles ; de là un relief entre les fentes, de là les arcs branchiaux. Chaque fente est surmontée d'un arc, il devrait donc y avoir 4 arcs comme il y a 4 fentes, et en effet Kolliker ne reconnaît que quatre arcs chez le poulet. Il y en 5 d'après Foster et Balfour, parce que la lèvre inférieure de la quatrième fente s'épaissit pour former un cinquième arc.

Le développement des arcs branchiaux est en connexion intime avec celui des gros troncs artériels, qui se détachent du bulbe aortique. Au milieu du deuxième jour, le cœur est

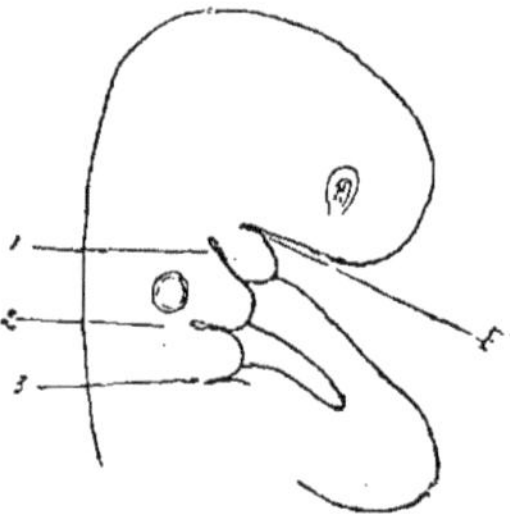

Figure 4. Embryon de poulet de 56 heures (d'après Kolliker).

F. Fosse buccale.
1. 1re fente branchiale.
2. 2e fente.
3. 3e fente.

encore un tube simple dont l'extrémité antérieure, déjà renflée, porte le nom de bulbe. Le bulbe artériel se continue avec l'aorte qui, après un court trajet, se bifurque en deux branches qu'on appelle les aortes primitives. Les aortes primitives contournent le pharynx et arrivées à son extrémité supérieure, se recourbent, se rapprochent et finissent par se réunir. Il y a donc deux arcs aortiques compris dans la couche mésoblastique du pharynx et s'unissant plus bas pour former une aorte dorsale unique; quand apparaissent les arcs branchiaux, de nouveaux arcs aortiques se développent (fig. 5), les deux formations sont d'une façon frappante corrélatives. Les deux premiers arcs aortiques réunis au bulbe artériel formaient, suivant la comparaison de Balfour, comme deux demi-colliers encadrant d'avant en arrière le préintestin : or à mesure qu'apparaît un arc branchial, cet arc renferme un arc aortique étendu de la branche antérieure à la branche postérieure du premier arc. On peut aussi considérer les arcs artériels comme des anastomoses transversales étendues entre les branches ascendantes et descendantes des deux premiers arcs aortiques. Les cinq arcs aortiques n'existent pas simultanément : à mesure

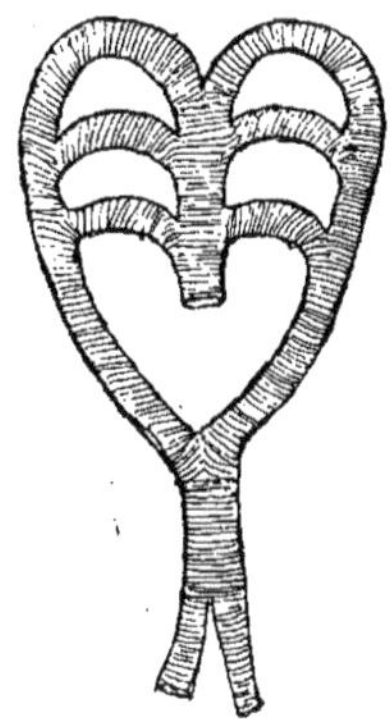

Figure 5 (d'après Foster et Balfour).

Circulation chez l'embryon de poulet au 3e jour.

que naissent les postérieurs, les antérieurs disparaissent, on n'en observe guère que trois, et rarement quatre à la fois.

Tel est le développement de l'appareil branchial chez le poulet.

APPAREIL BRANCHIAL CHEZ L'HOMME

Les plus jeunes embryons humains qu'on ait observés sont de la seconde semaine : ce sont les embryons de Reichert, Breus, Wharton Jones, Beigel, qui ne nous apprennent rien sur notre sujet, et les embryons mieux conservés de His et de Coste. His (1) a observé un embryon de $2^{mm},15$ (LG), un de $2^{mm},2$ (SCH) et des embryons de $2^{mm},4$, $2^{mm},6$, $3^{mm},2$ (BB). Il évalue l'âge du premier à 12 jours, celui du dernier à 20 jours environ. Le plus jeune embryon de Coste *aurait* de 15 à 18 jours. Kolliker évalue sa longueur (d'après un dessin de Gerbe) à $4^{mm},4$. Il serait donc probablement plus âgé que les précédents et que ne l'a indiqué Coste.

(1) Les publications de His (Anatomie Menschlicher Embryonen, 1880, 1882, 1885, avec deux grands atlas et His, Arch. f. Anat. und Phys., 1881) sont assurément les plus importantes de toutes celles qui ont paru sur notre sujet de thèse depuis plus de dix ans. Nous avons pu leur faire de larges emprunts, grâce aux traductions complètes et claires que nos amis Darier et Œttinger ont bien voulu écrire pour nous. Nous leur adressons ici nos remerciements sincères. Nous remercions, MM. Henneguy, Chaput et Mlle Leclercq, de leurs indications bibliographiques.

CHAPITRE PREMIER

APPARITION DE L'APPAREIL BRANCHIAL.

En nous en tenant aux embryons de His, nous avons là une
série d'embryons de 2^{mm},15 à 3^{mm},2 de 12 à 20 jours. Or le plus
jeune présente déjà deux fentes branchiales: la plus élevée
délimite le maxillaire inférieur (fig. 6). L'intestin antérieur

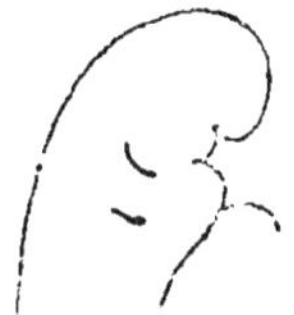

Figure 6 (d'après His).

Embryon L. G., 2^{mm},15.

(cul-de-sac de Seessel) est encore séparé de la dépression buccale (cul-de-sac de Rathke) par une membrane (membrane
pharyngienne).

Un peu plus tard (2^{mm},4), les deux fentes sont nettement
visibles : la fosse buccale est largement ouverte en avant,
limitée en haut par un bourgeon descendu du crâne, le bourgeon frontal, en bas par les deux bourgeons maxillaires.
La communication entre les culs-de-sac de Rathke et de
Seessel paraît s'être établie.

Sur l'embryon de 2^{mm},6 on aperçoit 4 fentes branchiales (1), tandis qu'on n'en voit que 3 sur l'embryon BB de
3^{mm},2. Ces derniers chiffres semblent nous indiquer une certaine variabilité individuelle dans l'apparition successive des

(1) Embryon M. de His (Hermann et Tourneux).

arcs (1). Ce qui ne varie pas, c'est l'ordre d'apparition se faisant constamment de haut en bas et débutant toujours par le sillon indicateur de la mâchoire inférieure.

Lorsque l'embryon a dépassé 4^{mm}, c'est-à-dire lorsqu'il est bien entré dans la quatrième semaine, les 4 fentes branchiales sont bien accusées (fig. 7). (His, embryon de 4^{mm}; Hensen, 4,5; Thomson, 4^{mm},5.)

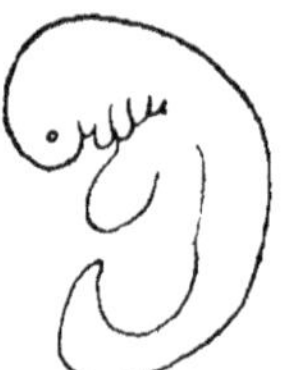

Figure 7 (d'après His).

Embryon de 4 millimètres.

Notons, avant d'aller plus loin, que, dès avant le 20e jour, une saillie longitudinale a divisé le tube intestinal en deux portions : une antérieure respiratoire, une postérieure digestive. Cette saillie longitudinale commence au-dessous du 3e sillon branchial ; c'est en ce point que sera plus tard l'ouverture du larynx.

Au commencement de la 4e semaine, la dépression buccale est plus profonde qu'antérieurement et toujours limitée en haut par le bourgeon frontal, en bas par les bourgeons maxillaires, mais ceux-ci se sont depuis longtemps déjà bifurqués pour donner naissance à deux bourgeons nouveaux, les bourgeons maxillaires supérieurs (voy. fig. 1). Puis les bourgeons maxillaires inférieurs se rapprochent et ne sont plus séparés que par une scissure médiane (embryon du 22e jour, His). Nous allons les trouver réunis sur l'embryon de Fol (5^{mm},6). A cette époque (du 25e au 28e jour), une échancrure est la seule trace de la dualité primitive de la mâchoire infé-

(1) Cette variabilité, portant sur la précocité et dans des limites très restreintes, n'a rien que d'ordinaire en embryologie.

rieure (fig. 8). Les autres arcs branchiaux ne s'unissent pas d'un côté à l'autre sur la ligne médiane, ils restent séparés par un espace mésodermique (1).

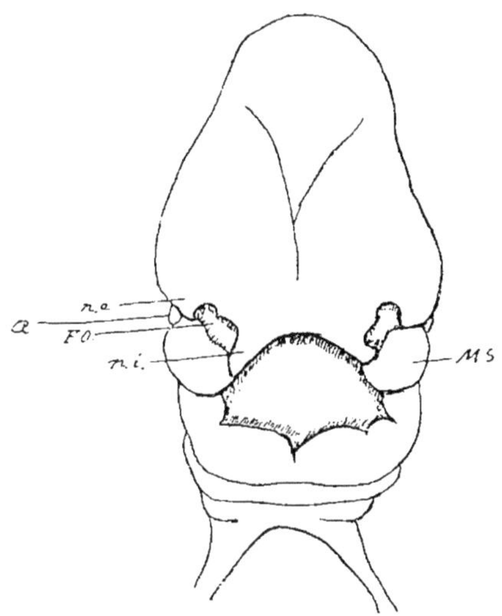

Figure 8 (d'après Coste).

Embryon de 25 à 28 jours.

En résumé, apparition précoce de l'appareil branchial et développement rapide, tels sont les deux points à mettre en lumière (2).

Le développement des vaisseaux dans chaque arc branchial suit de près l'apparition de l'arc, mais il lui est posté-

(1) His, à la suite de Dursy, s'élève contre les descriptions et les figures de Ecker, qui représentent les fentes et les arcs comme s'unissant d'un côté à l'autre.

(2) Les chiffres que nous indiquons s'écartent beaucoup de ceux qu'a accepté Cusset : « Leur apparition successive (des arcs branchiaux) est à peu près également espacée, elle dure environ un mois ; le premier apparaissant le quinzième jour, le quatrième à la fin de la première quinzaine du deuxième mois.

rieur. En effet, His a observé sur un de ses plus jeunes embryons un troisième arc encore dépourvu de tronc artériel.

Cinq arcs aortiques existent de chaque côté chez l'embryon

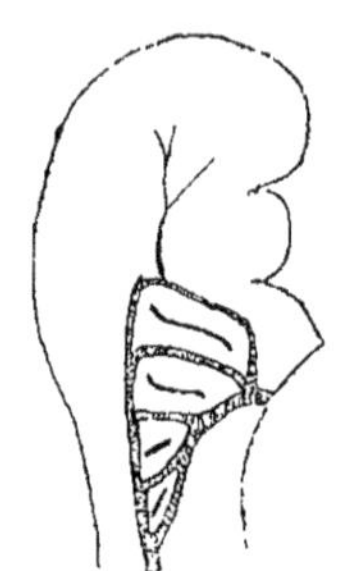

Figure 9 (d'après His).

Embryon de 4mm,2.

du 20ᵉ jour (3mm,2) ; ils partent, comme chez le poulet, d'un tronc aortique antérieur et aboutissent en arrière à l'aorte descendante, qui est double (fig. 9). Chaque branche arté-

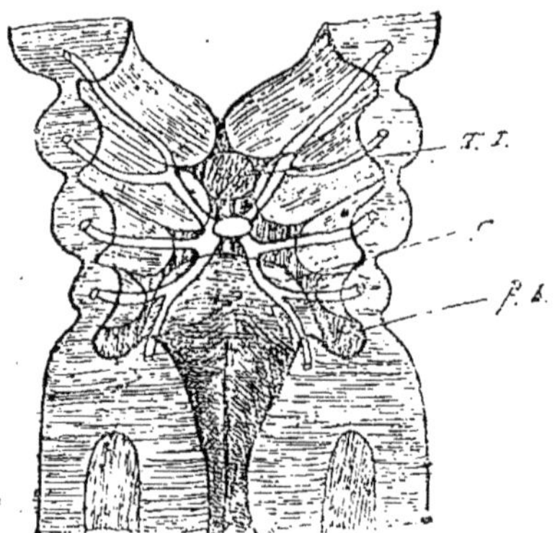

Figure 10 (d'après His)..

Emb. B. B. (3mm,20).

rielle n'a pas une origine isolée : les deux premières et les trois dernières naissent par un tronc commun (His). La figure 10 fait bien comprendre ces détails,[1] elle permet aussi de constater que le tronc aortique antérieur vient s'insérer au niveau de l'intervalle qui sépare le second arc branchial du troisième.

Plus tard enfin, l'appareil branchial se complète par le développement des nerfs. A la fin du premier mois, les trois branches du trijumeau, le nerf facial,. le glossopharyngien et le pneumogastrique se reconnaissent aisément (fig. 11).

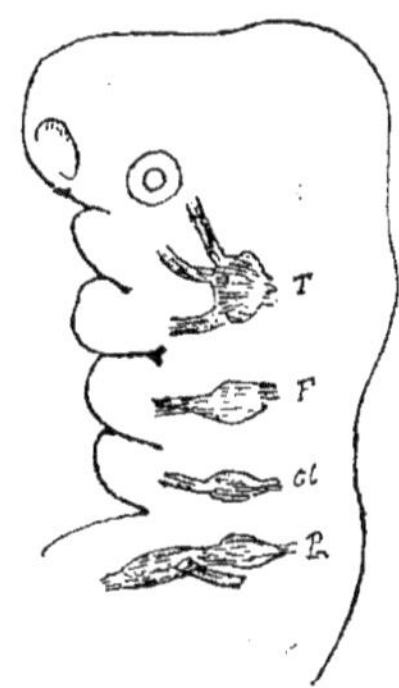

Figure 11 (d'après His)..
Embryon Pr., 10 millimètres.

La 2e branche du trijumeau longe le bourgeon maxillaire supérieur.

La 3e branche longe l'arc mandibulaire.

Le nerf facial parcourt le 2e arc branchial (His). D'après Huxley, le facial se diviserait en deux branches comprenant entre elles la première fente branchiale.

De même, le glossopharyngien se distribuerait au bord supérieur du 3e arc et au bord inférieur du 2e (Huxley).

Le 4e arc est occupé par le nerf laryngé supérieur, branche du pneumogastrique ; le reste du nerf vague passe derrière le 4e arc pharyngien et descend vers le tronc.

Telle est, en gros, la formation des arcs branchiaux des fentes branchiales et des arcs aortiques ; il est bon de revenir sur quelques points, le mode de formation des fentes nous arrêtera d'abord.

Quénu.   2

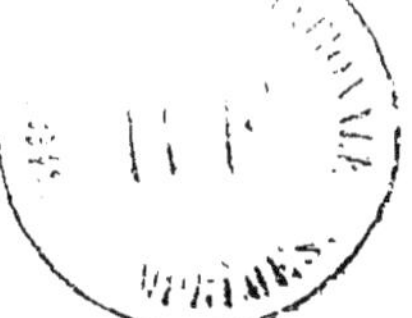

Nous avons vu que, chez le poulet, le processus débute, d'après Balfour, par une fissuration de l'endoderme, puis se continue successivement par une fissuration du mésoderme et enfin de l'ectoderme. Ainsi, il se forme d'abord une gouttière horizontale ouverte dans le pharynx, puis la gouttière devient une fente ouverte à la fois au dehors et au dedans et faisant communiquer la cavité du pharynx avec l'extérieur. Il semble qu'il y ait là un processus de résorption au niveau des fentes, suivi d'un processus hypertrophique sur les bords des fentes ; de là la formation des arcs branchiaux. Telle est la description classique. La plupart des embryologistes admettent donc que les fentes branchiales traversent d'outre en outre la paroi du pharynx ; c'est l'opinion de Foster et Balfour, de Fol, de Cadiat (1), etc. Toutefois il paraît bien que les fentes branchiales n'ont pas une disposition aussi simple qu'on l'avait cru d'abord, elles affectent la forme de poches endodermales situées en face d'un sillon ectodermal (Fol). Fol observe encore que les fentes branchiales ne sont ouvertes qu'en très petite partie, c'est ce qui donne justement à la fente la forme d'une poche ; mais sur son embryon du 25ᵉ jour, la première fente était nettement en communication avec la partie correspondante de l'épiderme, la soudure était complète entre les deux feuillets ; il reconnaît que le 4ᵉ sillon ectodermal et la 4ᵉ poche endodermale ne se rejoignent jamais. La description de His se rapproche en certains points de celle de Fol. Il ne s'agit pas d'une fissuration qui s'étend simplement du dedans vers le dehors. Un sillon se creuse à l'extérieur, en face du sillon intérieur, et ce double sillon ne provient pas du tout de la disparition de l'épithélium interne ou externe, mais, au contraire, de la résorption du mésoderme. Il en résulte que deux arcs voisins sont réunis par une plaque

(1) M. Cadiat a émis, sur la cause de la fissuration, une théorie ingénieuse, mais loin d'être démontrée : « L'extrémité céphalique, chez les animaux qui ont un cou, en se portant rapidement en haut et en avant, entraînerait le cul-de-sac intestinal ; le conduit intestinal, ainsi tiraillé, ne pouvant faire les frais d'un travail d'allongement aussi rapide, se fendrait sur ses parties latérales pour former successivement les fentes branchiales.

formée, dans sa partie la plus mince, de deux couches épithéliales adossées. C'est à cette plaque que His donne le nom de plaque obturatrice. Sur aucune des figures de His (1), qui représentent des coupes transversales d'embryon (fig. 10 et 12), nous n'observons de fentes véritables entre deux arcs. Aussi His emploie-t-il toujours le terme de sillon de préférence à celui de fente, et il ne semble pas, d'après ses descriptions, qu'il admette la communication du pharynx avec l'extérieur, au moins par l'intermédiaire de toutes les fentes branchiales.

L'examen de la cavité bucco-pharyngienne par l'intérieur, sur des reconstructions, permet encore de relever quelques détails intéressants. Sur le segment postérieur d'un pharynx qu'on aurait coupé en deux par une section transversale, on observe que les arcs branchiaux vont s'unir en arrière à deux saillies longitudinales appelées bourrelets aortiques : ces deux saillies correspondent aux deux aortes descendantes recouvertes par la paroi postérieure de la cavité bucco-pharyngienne.

Sur le segment antérieur (voy. fig. 10 et 12), on voit les arcs pharyngiens (2) s'avancer à la rencontre les uns des autres ; c'est la première paire pharyngienne (deuxième branchiale) qui se rapproche le plus ; la deuxième paire demeure plus écartée, la troisième encore plus. Entre les extrémités de ces trois paires d'arcs pharyngiens, reste un espace triangulaire, à base inférieure, que His appelle espace méso-branchial ; c'est dans cet espace que nous avons décrit l'insertion du tronc aortique. Au-dessus de cette insertion (voy. fig. 10 et 12) s'élève une petite saillie arrondie, c'est le *tuberculum impar*. (T. I.)

Au-dessous, dans la moitié inférieure de l'espace méso-branchial, s'élève une autre saillie plus considérable que la précédente, indivise à son extrémité supérieure, creusée plus bas d'un sillon médian, la séparant en deux bourrelets qui se prolongent vers la partie thoracique du tube digestif. His donne le nom de *furcula* (fourchette) à la seconde saillie *(F)*.

(1) Ces figures ont été obtenues au moyen de reconstructions d'après des coupes nombreuses.

(2) C'est-à-dire les trois dernières paires branchiales.

Toutes ces dispositions s'observent sur des embryons très jeunes, par exemple sur l'embryon de 2 mill. 15 (voy. fig. 12).

On devine que cette saillie fourchue n'est autre chose que le rudiment de l'épiglotte et des replis aryténo-épiglottiques et que la gouttière qu'elle limite sera l'entrée du larynx.

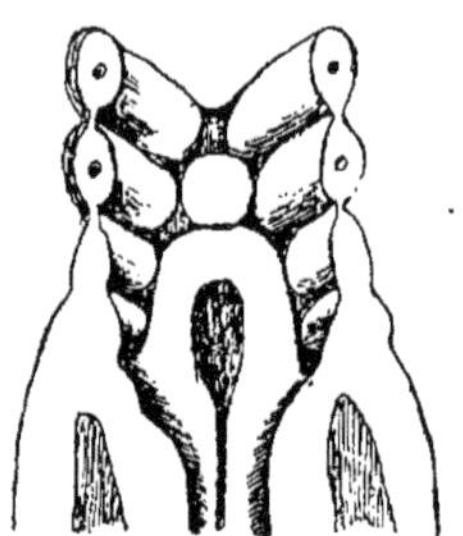

Figure 12 (d'après His).

Embryon L. G., 2^{mm},15.

Entre l'extrémité inférieure de la furcula et l'extrémité interne du quatrième sillon branchial, il existe une dépression profonde, une sorte de baie (*fundus branchialis*) (voy. fig. 10. *f. b.*), le bourrelet qui limite en dedans le fundus et suit le bord de la furcula (on pourrait le considérer comme un cinquième arc), porte le nom de *crista terminalis*, toujours dans la nomenclature de His (1).

Avant d'aborder l'évolution de l'appareil branchial, il nous resterait une dernière question à discuter, la question d'origine du tube pharyngio-œsophagien. Mais s'il est vrai que l'appareil branchial est lié au développement du pharynx, il faut avouer que celui-ci, à cause de son importance même, ne peut trouver ici une description complète (2). Nous résumerons seulement les termes du problème en quelques lignes,

(1) Il est important de retenir toutes ces dénominations pour comprendre plus tard le développement de la langue et du corps thyroïde.

(2) Nous renvoyons, pour tous les détails de cette discussion, à une thèse du dernier concours, la thèse de M. Reynier.

et juste dans les limites nécessaires pour bien saisir les connexions du conduit pharyngien avec l'appareil branchial.

Nous savons déjà que le cul-de-sac du pharynx vient s'adosser au cul-de-sac buccal, et que la cloison qui résulte de leur adossement se résorbe. Mais aux dépens de quoi se se forment le pharynx et l'œsophage? Est-ce aux dépens du cul-de-sac de Rathke qui descendrait jusqu'au cardia, à mesure que se forment les arcs branchiaux? Est-ce au contraire aux dépens de l'aditus anterior qui subirait un allongement? On sait avec quel ardeur Robin a défendu l'origine ectodermique du pharynx, sa muqueuse n'est-elle pas une muqueuse dermopapillaire semblable à la muqueuse buccale?

L'étude embryologique, d'autre part, semble bien indiquer que le pharynx et l'œsophage sont des dépendances de l'intestin antérieur; tout le démontre; en particulier la position de la membrane pharyngienne un peu en arrière du voile du palais (1). C'est pour mettre ces deux opinions d'accord que Cadiat avait admis une pénétration de l'ectoderme dans l'intestin antérieur par les fentes branchiales, et sa substitution secondaire à l'épithélium primitif du préintestin. Ce qui nous paraît probable, en effet, c'est qu'il s'accomplit un remaniement du revêtement épithélial, nous ne pouvons réellement voir dans la muqueuse du pharynx autre chose qu'une muqueuse ectodermique; mais le remaniement se fait-il par les fentes? Cela n'est nullement prouvé.

(1) Voir observation de MM. M. Duval et Hervé sur un monstre otocéphalien. (Soc. de biologie, 1883.)

CHAPITRE II.

ÉVOLUTION DE L'APPAREIL BRANCHIAL EN GÉNÉRAL.

Cette évolution peut se résumer en quelques mots :

Les fentes disparaissent toutes chez l'homme, sauf une petite partie de la première.

Les quatre arcs président à la formation du cou et de la face.

Le premier arc donne naissance à toutes les parties molles et dures de la face, il mérite bien, ainsi que le dit M. Sappey, le nom d'*arc facial* proposé par M. Milne-Edwards. Les autres arcs devraient s'appeler arcs cervicaux ou arcs pharyngiens.

Le premier arc pharyngien (ou deuxième branchial ou encore arc sous-maxillaire), porte souvent le nom de *stylohyoïdien* ou de *stylo-stapédien*; le deuxième arc pharyngien (troisième branchial) celui de *hyoïdien* (1).

Pour étudier l'évolution de l'appareil branchial, nous passerons successivement en revue l'évolution de chaque arc en particulier, mais auparavant, il est bon de dire comment *paraît* se faire la disparition des fentes branchiales en général.

DISPARITION DES FENTES BRANCHIALES. — Cusset, à l'exemple de Ecker, admet qu'à un moment donné, les fentes branchiales, d'un côté sont confondues sur la ligne médiane avec celles du côté opposé : la disparition des fentes débuterait par l'oblitération de cette partie médiane commune : « les fentes branchiales ainsi oblitérées sur la ligne médiane, persistent quelques jours complètement isolées d'un côté à l'autre, puis le travail d'obli-

(1) Il est utile de savoir que maints embryologistes, Balfour, par exemple, appellent hyoïdien le second arc branchial.

tération se continûe en commençant par l'extrémité opposée de la fente. » L'oblitération est complète avant la fin du deuxième mois.

A l'opposé de cette description, His soutient que les sillons ectodermaux ne se confondent jamais en avant: ses figures sont très démonstratives, et on ne peut soutenir qu'à un stade antérieur la communication médiane avait lieu, puisque His nous donne le dessin d'une coupe du plus jeune embryon humain connu (fig. 12, emb. L. G. 2 millim. 15).

A plus forte raison sommes-nous peu édifiés sur le mécanisme invoqué pour expliquer la disparition des fentes branchiales. Cusset parle d'une résorption épithéliale, précédant et préparant la soudure, de telle sorte que si la résorption est incomplète, « l'oblitération sera vicieuse puisqu'il y aura du tissu épithélial ou épidermoïdal enclavé, lequel tissu pourra devenir le point de départ de kystes cutanés ou muqueux, superficiels ou profonds, suivant la nature du feuillet interposé. »

Toutes ces propositions ne reposent sur aucune observation directe, elles n'ont pour nous que la valeur d'hypothèses ingénieuses, commodes pour expliquer certaines affections congénitales du cou, telles que les fistules et les kystes. L'observation des fentes branchiales même déjà bien développées est des plus difficiles et prête à contestation. Que dire si on passe à l'étude de l'évolution de ces fentes. Certaines cessent d'être visibles, dans une partie de leur trajet, ou dans toute leur étendue ; faut-il en conclure qu'elles ont disparu complètement ? Nullement, elles peuvent être masquées par le déplacement des arcs (voy. fig. 13). A partir de la quatrième semaine en effet, les arcs se déplacent les uns par rapport aux autres, ils se recouvrent, suivant la comparaison de His, comme les tubes d'une lunette d'approche. Chez un embryon de 30 jours

---

(1) Cusset en conclut que le point des fentes branchiales sur lequel la soudure s'opère le plus tardivement, se trouve situé sur les côtés du cou, et il ajoute : « Suivant une ligne partant de la petite corne de l'os hyoïde pour aller aboutir à l'articulation sterno-claviculaire » ; de là la plus grande fréquence des fistules branchiales sur les parties latérales du cou.

environ (8 à 10 millim.), le troisième arc est recouvert par le second et « on ne peut savoir si, à cette époque, une partie de la troisième fente persiste » (His, 1885). Sur un embryon de 12 à 14 millim., la deuxième fente n'est plus visible ; et enfin, sur un embryon de 14 à 16 millim., les dernières saillies et fentes de la tête qui persistaient ont disparu. Telles sont les seules notions exactes que nous ayions sur l'évolution des fentes branchiales en général.

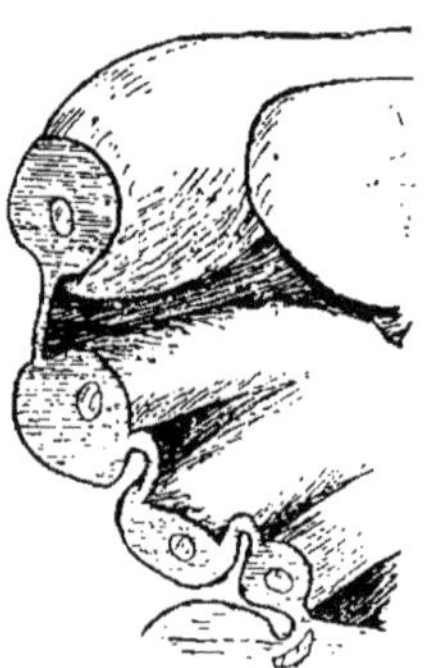

Figure 13 (d'après His).
Embryon Pr.

Loin de nous l'idée de contester l'existence d'un rapport étroit entre le développement de l'appareil branchial et la pathogénie des fistules congénitales et de certains kystes congénitaux du cou. Après les travaux d'Heusinger et de ceux qui l'ont suivi, après les observations de Remak, Roser, Broca, Verneuil, Duplay, Cusset, les analyses histologiques des trajets fistuleux et des parois kystiques, il est impossible de ne pas admettre que ces affections attestent un vice d'évolution des fentes branchiales, nos réserves ne s'appliquent qu'aux interprétations émises et aux applications qu'en retour on a voulu en faire au processus normal d'oblitération.

En somme l'évolution normale des fentes branchiales présente encore trop de desiderata pour servir de base à l'édification d'une pathogénie à l'abri de toute critique.

CHAPITRE III.

ÉVOLUTION DES ARCS EN PARTICULIER

A. — Évolution du premier arc (arc facial, arc mandibulaire).

Rôle du premier arc dans le développement de la face. — Nous avons laissé les arcs faciaux complètement soudés sur la ligne médiane (25e jour. E. de Fol). Les bourgeons maxillaires supérieurs, résultats de leur bifurcation sont déjà bien développés et s'avançent de chaque côté, entre l'arc maxillaire inférieur et le bourgeon frontal (Fig. 8 MS). Celui-ci n'est plus simple comme au 15e jour, il est échancré au

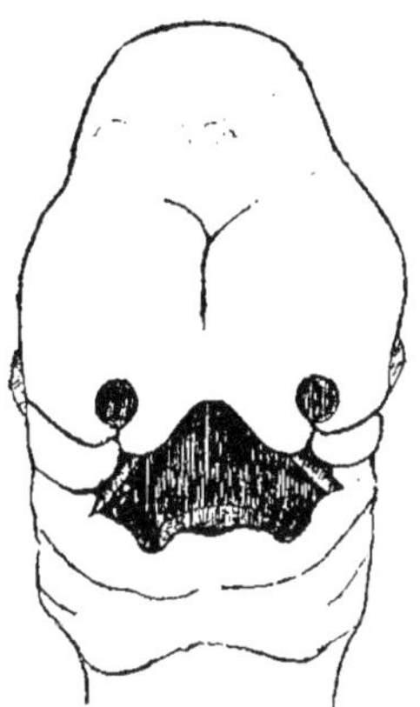

Figure 14 (d'après Coste).

Embryon de 35 jours.

centre et envoie latéralement deux bourgeons secondaires, les bourgeons nasaux internes droit et gauche (*n i*) ou bourgeons incisifs, d'autre part les parties latérales du crâne émettent deux prolongements, les bourgeons nasaux externes (*n e*) qui limitent avec les précédents deux fossettes, les *fossettes olfactives* (*f. o*). les deux bourgeons nasaux externe et interne d'un même côté se rapprochent de plus en plus, et rétrécissent en bas la fossette olfactive qui là se réduit à un sillon vertical, étendu de cette fossette à la bouche, s'est *le sillon nasal* (voy. fig. 14 et 15. *s n*). On peut dire autrement que les bourgeons nasaux prolongent les fossettes olfactives jusqu'à la bouche.

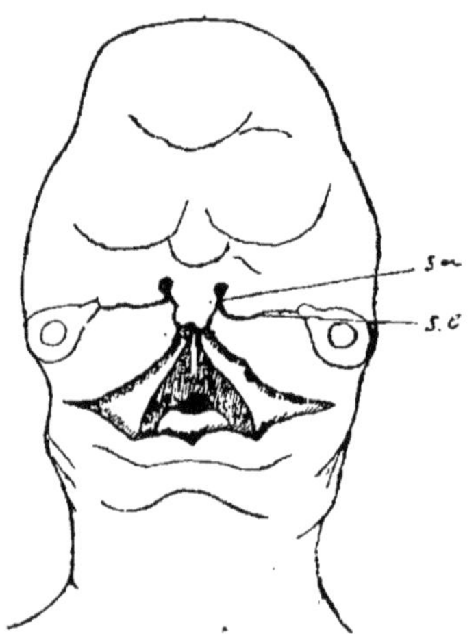

Figure 15 (d'après Coste).

Embryon de 40 jours.

Le bourgeon maxillaire **supérieur** qui ne cesse de s'avancer passe sous les globes oculaires, rencontre d'abord le bourgeon nasal externe, s'applique à lui en n'en restant séparé que par un sillon étendu du globe oculaire au sillon nasal, c'est le *sillon lacrymal* (*s.l.*) qui doit plus tard donner naissance à la gouttière lacrymale et au canal nasal (1) (Sappey).

(1) C'est Coste le premier qui nous a permis d'établir ce mode de développement de l'appareil lacrymal. Born a trouvé un mode de développement différent chez les amphibies : le conduit lacrymal se forme chez eux par une involution épithéliale qui communique secondairement avec les fosses nasales. Kolliker n'a pu vérifier les descriptions de Born chez les mammifères.

Le maxillaire supérieur continuant à se porter, en dedans s'unit au bourgeon incisif et le repoussant en dedans l'accole et le soude à celui du côté opposé. Dans la dernière partie de son trajet, le bourgeon maxillaire supérieur est passé au-devant du sillon nasal, chaque sillon nasal est ainsi devenu un canal faisant communiquer les fossettes olfactives avec la cavité buccale « ces canaux sont les rudiments des fosses nasales proprement dites de l'adulte » (Foster et Balfour).

Ainsi se forment, d'une part, par l'évolution d'une partie étrangère aux arcs branchiaux (bourgeon frontal, bourgeons incisifs, bourgeons nasaux externes), d'autre part par l'évolution du premier arc bifurqué (bourgeons maxillaires supérieur et inférieur), les parois d'une cavité qu'on pourrait appeler cavité bucco-nasale.

Avant la fin du second mois, une transformation va la subdiviser en deux segments, l'un inférieur et volumineux segment digestif, l'autre étroit et supérieur, segment respiratoire (Kolliker).

Les bourgeons maxillaires supérieurs en effet ne se développent pas seulement à l'extérieur, ils bourgeonnent à l'intérieur, en produisant de chaque côté une lame horizontale que Kolliker appelle *lame palatine*. Les deux lames palatines se portent l'une vers l'autre et se fusionnent en arrière ; en avant elles se soudent aux os incisifs qui sont comme suspendus à la cloison des fosses nasales ; celle-ci dépendance du bourgeon frontal et par suite du crâne, est constituée par la lame perpendiculaire de l'ethmoïde, le cornet et le cartilage triangulaire. A la neuvième semaine, la partie antérieure du palais répondant au palais osseux est entièrement fermée (Kolliker), le palais membraneux est encore fendu sur la ligne médiane, la soudure du palais est complète chez un embryon de 50 jours, avant cette époque la luette s'accusait déjà sous forme de deux légères saillies situées chacune à l'extrémité postérieure d'une des lames du palais membraneux (1).

____

(1) Ainsi s'achève la séparation des fosses nasales et de la bouche. On pourrait distinguer trois périodes dans le développement des fosses nasales : dans une première, observée par V. Baer et Rathke, les fosses

Les bourgeons maxillaires supérieurs sont encore le point de départ d'un bourgeon auquel nous n'avons pas fait allusion jusqu'ici le bourgeon ptérigo-palatin. Le bourgeon ptérigo-palatin se développe rapidement et d'assez bonne heure ; d'une part il se soude sur la ligne médiane avec son homologue du côté opposé, complétant ainsi le cloisonnement bucco-nasal, d'autre part il se soude au crâne dans la région du sphénoïde. « Cet arc secondaire donne naissance à l'os palatin et à l'aile externe de l'apophyse ptérigoïde » (Cusset). Cusset appelle fente interptérigoïde, la fente qu'il forme avec l'aile interne de l'apophyse ptérigoïde du sphénoïde ; la fermeture de cette fente est une des plus précoces.

M. Sappey n'accepte pas la formation de l'aile externe des apophyses ptérigoïdes aux dépens des bourgeons maxillaires supérieurs ; celle-ci, dit-il, ne se forme jamais par un point osseux particulier, elle n'est qu'un prolongement du corps de l'os. C'est au contraire la lame interne qui appartient au bourgeon maxillaire supérieur.

Si maintenant, avec Cusset, nous récapitulons les fentes interceptées par les bourgeons secondaires du premier arc nous avons les fentes :

1° Interptérigoïdienne ;

2° Fronto-orbitaire ;

3° Intermaxillaire ;

4° Naso-maxillaire ;

5° Cruciale médio-palatine ;

Auxquelles nous pouvons ajouter la fissure médio-maxillaire, résultant de la fusion médiane des deux bourgeons maxillaires inférieurs.

Que le processus d'oblitération manque ou s'arrête pour l'une d'elles, et nous aurons un vice de conformation, un arrêt

nasales sont représentées par deux fossettes indépendantes sans communication aucune avec la bouche. Dans une seconde, le développement des bourgeons nasaux externe et interne modifient la forme de la fosse olfactive ; la fosse est prolongée en gouttière jusqu'à la cavité buccale, il s'établit ainsi une communication *secondaire* entre les fosses nasales et la bouche, communication qui va s'effacer dans le troisième stade, par le développement des lames palatines.

définitif de développement correspondant à un état transitoire normal. Rappelons avant d'aller plus loin que les parties molles des parois buccales se développent parallèlement et conjointement aux parties osseuses.

Les arrêts de développements sont d'autant plus fréquents, que la soudure des parties est plus tardive (Geoffroy-Saint-Hilaire). Ainsi la division médiane, congénitale de la lèvre inférieure, est-elle rare, mais elle existe, comme le prouvent les observations de Nicoti, Bouisson, Parise et Ribell, et peut même intéresser toute la hauteur du maxillaire inférieur (observation de Faucon (1). La division congénitale le plus souvent observée porte uniquement sur la lèvre supérieure : l'union de la partie médiane ou incisive avec le bourgeon latéral manque (surtout du côté gauche), et nous avons le bec-de-lièvre uni-latéral simple ; si la soudure fait défaut des deux côtés nous observons un bec-de-lièvre bi-latéral simple avec son bourgeon médian et ses deux bourgeons latéraux. Dans des cas rares, l'union des deux bourgeons incisifs ne se fait pas, il en résulte un bec-de-lièvre médian de la lèvre supérieure.

L'arrêt de développement peut frapper les mâchoires en même temps que les parties molles : alors la fissure suit l'interstice qui sépare l'os incisif du maxillaire supérieur, et si elle est double (Voy. fig. 16), les deux os incisifs, complètement

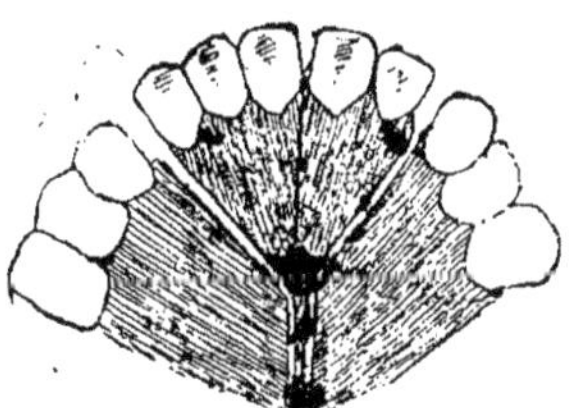

Figure 16 (Schem.).

isolés de chaque côté, sont comme suspendus à la cloison des fosses nasales ; les deux fissures qui les bordent peuvent se

(1) Soc. de chirurgie, 1864.

prolonger en arrière et se réunissant, intéresser le voile du palais lui-même ; la largeur de la fente est proportionnelle à la précocité de l'arrêt de développement (1).

La fente naso-maxillaire étendue du globe oculaire aux fosses nasales persiste en partie puisqu'elle forme la gouttière, lacrymale et le canal nasal, mais elle ne laisse pas de trace au dehors. Rappelons toutefois que Broca a vu dans un cas de bec de lièvre unilatéral la fissure cutanée se prolonger jusque dans le sillon nasolabial.

La fente intermaxillaire est en partie comblée par les joues, or il existe des exemples de fissures géniennes congénitales remontant tantôt vers la région temporale, tantôt vers l'angle externe de l'œil.

De la fente fronto-orbitaire nous ne dirons qu'un mot, c'est qu'elle est celle de toutes les fentes de la face qui produit le plus souvent des kystes dermoïdes, le siège de prédilection de ces kystes, ainsi que Verneuil nous l'a appris est l'extrémité externe de la fente (kystes de la queue du sourcil), d'autres siègent à son extrémité interne (Broca) et même à sa partie moyenne. On sait que Verneuil explique la formation de tous ces kystes par une inclusion anormale de la peau au niveau d'une fente. C'est cette théorie que la plupart des auteurs, et entre autres Cusset, ont appliquée en la généralisant, à la pathogénie des kystes branchiaux du cou.

Nous avons été conduits à décrire le développement de la face, nous avons montré dans quelle mesure le premier arc préside à la constitution des parois de la bouche, il nous reste pour compléter l'évolution de l'arc facial, à faire l'étude isolée des formations auxquelles prend part chacun de ses bourgeons. Les bourgeons issus de l'arc facial sont au nombre de trois, nous les connaissons en partie, ce sont le bourgeon

(1) Dans ces derniers temps, Albrecht a voulu démontrer qu'il y a non pas deux os incisifs, comme l'a établi Gœthe et comme l'ont accepté la plupart des classiques, mais quatre os incisifs. Ces quatre os se soudent entre eux et avec les mâchoires, en donnant naissance à un système assez compliqué de sutures. Dans le bec-de-lièvre double compliqué, la fente passerait entre les deux bourgeons incisifs internes soudés ensemble et les deux bourgeons incisifs externes réunis aux mâchoires.

ptérigo palatin, le bourgeon maxillaire supérieur et le bourgeon maxillaire inférieur.

1° *Bourgeons ptérigo palatin et maxillaire supérieur.* —
Nous n'ajouterons que peu de chose à l'étude déjà faite des
deux premiers : à leurs dépens vont se développer la larme
interne de l'apophyse ptérigoïde et le palatin, le maxillaire
supérieur et l'os malaire.

On admettait généralement que tous ces os se développent
sans l'intermédiaire de cartilage : la proposition est vraie, si
on veut dire par là que le tissu osseux ne se forme pas au
sein d'un cartilage, elle est fausse d'une façon absolue.
M. Hervé, en effet, a repris récemment une idée de Dursy
d'après laquelle le dualisme qu'on a voulu établir entre le
squelette crânien et le squelette facial n'existerait pas ; la face
elle aussi serait précédée d'un cartilage, seulement l'os irait
se déposer non dans l'épaisseur du cartilage primordial, mais
à sa surface dans les parties membraneuses qui l'entourent.

Déjà M. Sappey avait bien observé que le tissu osseux du
vomer naît à la suface d'un cartilage qui, dans la première
moitié de la vie fœtale, cloisonne les fosses nasales et dont il
ne reste chez l'adulte que le cartilage de la cloison. Sur des
coupes transversales et verticales pratiquées chez des embryons de chat et de mouton, M. Hervé a nettement vu ce
septum cartilagineux, descendre du cartilage de la base du
crâne, et se diviser à sa partie supérieure en deux lames, qui
s'incurvent latéralement pour former la paroi externe des
fosses nasales. Ces lames cartilagineuses constituent ainsi de
véritables maxillaires supérieurs cartilagineux, à *la surface*
desquels se développeront les maxillaires osseux. Donc ici
encore le système cartilagineux intervient pour guider l'ossification et donner le moule au dépôt osseux ; ce rôle de direc-
tion, nous allons le retrouver plus nettement accusé sur un
cartilage qui prend naissance dans le bourgeon maxillaire
inférieur, le cartilage de Meckel.

Je serai bref sur l'apparition des points osseux dont j'em-
prunte la description à M. Sappey. Le maxillaire supérieur se
développe par cinq points d'ossification. Les points supé-

rieur (orbito-nasal) et externe (malaire), forment en s'appliquant l'un à l'autre le plancher de l'orbite ; la gouttière et le canal sous-orbitaires résultent de leur conjugaison. Le point inférieur ou palatin prend part à la formation de la gouttière alvéolaire et constitue les 2|3 postérieurs de l'apophyse palatine. Le quatrième point antero interne est encore appelé point nasal, le cinquième point enfin nous est connu et n'appartient pas à l'arc facial, c'est le point incisif. Kolliker met en doute l'existence constante de tous ces points, et se demande s'ils n'appartiennent pas à la catégorie des pointe d'ossification aberrants, si fréquents dans les os de revêtement.

L'os palatin a pour origine un seul point d'ossification qui siège à l'union des deux portions.

2° *Bourgeon maxillaire inférieur.* Le bourgeon maxillaire inférieur est le point dé départ d'une formation principale le cartilage de Meckel, auquel on peut considérer deux portions, l'une antérieure et l'autre postérieure.

La portion antérieure est transitoire, c'est à sa face externe et contre elle, mais non à ses dépens, que se développe l'os maxillaire inférieur.

La portion postérieure persistante se différencie pour former le marteau et peut-être l'enclume,

CARTILAGE DE MECKEL. — Meckel a décrit le premier le cartilage qui a gardé son nom ; il le figurait comme une bande cartilagineuse étendue de l'enclume au maxillaire inférieur (Meckel, *Manuel d'anatomie*, 1825). Serres, deux ans plus tard, désignait sous le nom de *maxillaire inférieur temporaire* la partie antérieure du cartilage, puis Reichert, et plus près de nous Gruber, Rudinger, Huxley, Parker, Salenski, etc., ont étudié les transformations de sa portion postérieure ou tympanique. En France, il n'a guère paru de travail important sur le cartilage de Meckel que le mémoire de MM. Magitot et Robin. (*Annales des Sciences naturelles*, 1860).

Le cartilage de Meckel fait de bonne heure son apparition : on n'en trouve encore aucune trace, il est vrai, sur les embryons humains du dix-huitième jour, mais dès que les deux bourgeons de l'arc facial se sont soudés sur la ligne médiane, on voit naître dans son épaisseur une petite bande qui s'étend dans toute sa longueur, et qui se renfle légèrement à ses deux extrémités, cette petite bande est le premier vestige du cartilage de Meckel (Robin).

Lorsqu'il est bien développé, le cartilage constitue un organe impair, symétrique, à forme ogivale, s'étendant par son extrémité postérieure jusqu'à la base du crâne ; il est facile, sur des fœtus de 4 mois, d'étudier ses rapports exacts, on voit qu'en arrière, il est recouvert par la branche antérieure de l'anneau tympanique ; il est situé en dedans de la parotide et de la carotide externe, plus en avant, « il est entre le maxillaire inférieur et le ptérigoïdien interne, en dehors du nerf lingual, en dedans du nerf mylohyoïdien ; ensuite il se place au-dessous du muscle mylohyoïdien, et là n'est recouvert que par le ventre antérieur du digastrique et la glande sous-maxillaire » (Anat. Beaunis et Bouchard). Tout à fait en avant enfin, le cartilage vient gagner le bord supérieur du muscle mylohyoïdien et se placer immédiatement au-dessous de la muqueuse buccale, sous les germes des incisives (Kölliker). La structure du cartilage de Meckel est celle des autres cartilages qui existent alors ; il n'y aurait pas de périchondre à proprement parler (Robin).

Nous étudierons successivement l'évolution de deux portions du cartilage de Meckel.

Évolution de la portion extra-tympanique ou antérieure. — Du trente-cinquième au quarantième jour, chez l'homme, on voit apparaître le long de la bande cartilagineuse une traînée de tissu osseux. Le point d'ossification siège d'abord à l'union du quart antérieur avec les trois quarts postérieurs de chaque branche, puis l'os s'accroît rapidement en longueur et en hauteur de façon à dépasser bientôt le bord supérieur du cartilage, dont la face externe est appliquée contre la face interne (1), sans interposition de périoste. Lorsque la bande osseuse a acquis une longueur de 4 millimètres, le cartilage de Meckel commence à occuper à la face interne de l'os, le

(1) Tout ce développement du maxillaire inférieur est emprunté au mémoire de Robin et Magitot.

sillon de la partie inférieure de cette face (voy. fig. 17), puis
le maxillaire prend forme, son extrémité postérieure se relève
et l'angle parotidien se dessine, (deux mois) pendant qu'une
languette se détache du bord supérieur et représente la
première ébauche de l'apophyse coronoïde. Jusqu'ici il n'existe
qu'une lame osseuse, la lame externe du maxillaire; à partir
du soixante-dixième jour « on voit se détacher de la face interne du maxillaire, au-dessous des dépressions dans lesquel-

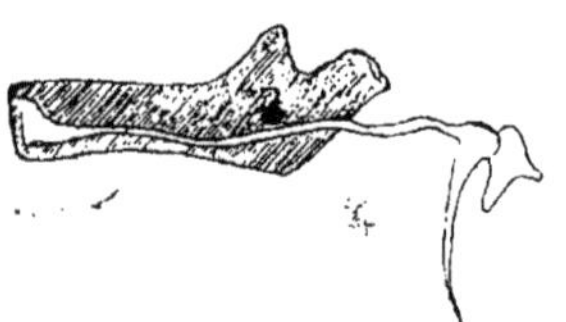

Figure 17 (d'après Robin).

Embryon de 3 mois.

les croissent les follicules, et au-dessus du sillon occupé par
le cartilage de Meckel, des radiations osseuses formant d'abord
une aiguille puis une lamelle qui s'élargit du côté du bord
supérieur de la mâchoire dont elle constitue plus tard la
lame interne » (Robin et Magitot). Ainsi, se forme, par le développement de la lame interne, une gouttière profonde au
fond de laquelle se trouve le nerf dentaire. D'après cette description il apparaît donc, que la lame interne du maxillaire
inférieur naît secondairement au-dessous et autour des vaisseaux dentaires. Plus tard, au milieu de la vie fœtale, des cloi-
sons transformeront la gouttière dentaire en un canal, au-dessus
duquel persistera la gouttière alvéolaire ; le développement du
maxillaire se complète par la production de petites parties
cartilagineuses au sommet de l'apophyse coronoïde, à l'angle
de la mâchoire et enfin à l'extrémité articulaire où se forment
ainsi le condyle et le col.

Pendant que s'accomplissent tous ces phénomènes, exté-
rieurement au cartilage de Meckel, celui-ci subit de son côté
quelques modifications, il commence à décroître à partir du
moment où son extrémité postérieure s'ossifie pour donner

naissance au marteau ; tandis que cette extrémité postérieure poursuit son évolution, la portion qui longe la mâchoire commence à s'atrophier (première moitié du quatrième mois). elle s'amincit à sa partie moyenne, puis l'atrophie se continue vers les deux extrémités opposées. A la fin du sixième mois on ne retrouve plus aucune trace de la partie moyenne, il ne reste plus que les extrémités.

L'extrémité antérieure s'atrophie lentement, elle persiste assez longtemps sous forme d'une petite masse cartilagineuse interposée aux deux extrémités symphysaires des maxillaires. Kölliker a entrepris de nouvelles recherches au sujet de l'évolution de cette extrémité antérieure du cartilage meckélien, en voici le résumé :

Sur un embryon humain de 3 mois 1/2, Kolliker a trouvé les extrémités antérieures du cartilage très développées et séparées l'une de l'autre sur la ligne médiane par l'interposition d'une épaisse masse fibreuse. Chez des embryons un peu plus âgés, les extrémités antérieures se vascularisent et se soudent intimement à la mâchoire inférieure (cinquième mois) à cette date le tissu cartilagineux cesse au niveau des fibres les plus antérieures du mylohyoïdien. A six mois la symphyse renferme encore au voisinage de la cavité buccale, un reste de cartilage sous forme de deux cordons qui descendent dans la symphyse et disparaissent avant d'avoir atteint l'origine du génioglosse ; ces deux cordons cartilagineux sont fusionnés au septième mois, mais à la naissance, on retrouve un reste de l'organe et toujours au même endroit que chez l'embryon, c'est-à-dire dans la partie de la symphyse qui confine à la cavité buccale. Dans le cours de la première année cette partie cartilagineuse s'ossifie et se confond avec le reste de l'os ; Kölliker conclut de ces recherches qu'il est vrai qu'une petite portion du cartilage de Meckel s'ossifie chez l'homme comme chez la brebis comme chez le porc et beaucoup d'autres mammifères (Kölliker, Beaumueller, Masqueline), mais cette portion est insignifiante. Il n'accepte nullement l'opinion de Callender et de Dursy, qui ont avancé, que tandis que par un bout l'extrémité antérieure du cartilage meckélien s'ossifiait et se fusionnait avec le maxillaire inférieur, par l'autre bout elle proliférait et s'allongeait. Le cartilage de Meckel ne joue en réalité aucun rôle dans l'accroissement de l'os, et nous revenons définitivement à la doctrine de Reichert, de Serres et de Robin.

ÉVOLUTION DE LA PORTION POSTÉRIEURE OU TYMPANIQUE. — Chez tous les vertébrés au-dessous des mammifères, c'est-à-dire chez les poissons, chez les batraciens, les reptiles et les oiseaux, la mâchoire inférieure ne s'articule qu'indirectement avec le crâne ; chez les mammifères, au contraire, la mandibule s'articule directement avec la portion écailleuse du temporal ; chez les vertébrés du premier groupe, il se développe dans le bourgeon maxillaire inférieur, deux cartilages : un antérieur, le cartilage de Meckel, un postérieur, le cartilage carré qui, en s'ossifiant, forme l'os carré et fournit l'articulation définitive pour la mâchoire inférieure (Balfour) ; l'extrémité postérieure du cartilage de Meckel constitue l'articulaire (voy. fig. 18 *ar*), or, chez les vertébrés du second groupe, le cartilage carré n'existe pas, mais il a son homologue dans l'extrémité postérieure du cartilage de Meckel, d'où naîtront le marteau et l'enclume. Il résulte de ces simples considérations générales que inversement l'os carré étant l'homologue du marteau et de l'enclume, ces osselets doivent manquer chez les oiseaux et chez tous les amphibiens et sauropsidiens pourvus d'une cavité tympanique ; c'est ce qui arrive, en effet, la chaîne des osselets est uniquement représentée chez eux par une pièce qu'on appelle la columelle dont la base homologue de l'étrier s'applique à la fenêtre ovale et dont la tige s'étend jusqu'à la membrane du tympan.

C'est là évidemment un argument sérieux en faveur du développement de l'enclume aux dépens du premier arc, et c'est une origine qu'ont défendue la plupart des embryologistes allemands : Reichert, Kolliker, Gunther, Gegenbaüer, Salensky, tandis que les auteurs anglais, en général, faisaient dépendre l'enclume du second arc branchial (Huxley,

______

(1) Albrecht prétend avoir retrouvé chez un nouveau-né l'os carré, « si ongtemps cherché par les anatomistes chez les mammifères, et déclaré

Parker, Fraser, etc.). L'opinion allemande nous paraît la plus probable, et nous ajoutons un argument, tiré de l'Anatomie comparée, à la raison de voisinage entre le marteau et l'enclume invoquée par Kolliker. Avec Kolliker et Wiedersheim, nous considérerons le marteau comme l'homologue de l'articulaire, et l'enclume comme l'homologue du quadratum, ou os carré. Nous discuterons l'origine de l'étrier en étudiant l'évolution du second arc brachial.

L'enclume et le marteau se forment par différenciation de la branche maxillaire du premier arc; ils se montrent à l'état de cartilage, présentant déjà dans tous ses détails leur forme spéciale alors que le marteau est encore continu avec l'extrémité postérieure du cartilage de Meckel. Puis le marteau et l'enclume semblent s'enfoncer dans une portion persistante de la première fente branchiale, qui sera plus tard la caisse du tympan, et se mettent en relation avec l'étrier; mais ces osselets restent en dehors de la cavité, ils en refoulent la paroi et s'en coiffent, de là le revêtement muqueux qu'ils présentent chez l'adulte.

Les deux osselets commencent à s'ossifier du quatrième au cinquième mois; l'ossification commence sous le périoste et envahit peu à peu le cartilage, qui persiste longtemps encore. L'apophyse grêle du marteau naît par un processus spécial dans le tissu conjonctif ambiant et se réunit secondairement à l'osselet (Robin, Beaumueller, Kolliker). On peut, avec Kolliker, le considérer comme un os de revêtement s'ossifiant à côté du cartilage malléaire, comme le maxillaire à côté du cartilage de Meckel.

perdu à l'unanimité ». Il en conclut naturellement que l'enclume n'a rien à faire avec le premier arc, et il le range avec l'os lenticulaire et l'étrier dans les homologues de la columelle des sauropsidés. Si cette observation se confirmait, il faudrait y voir une preuve importante contre l'origine de l'enclume aux dépens du premier arc.

(1) M. Duval s'appuie sur le développement du muscle interne du marteau aux dépens des masses musculaires de l'arc maxillaire, pour soutenir que le muscle doit tirer son innervation de la racine matrice du trijumeau comme les ptérigoïdiens et spécialement le ptérigoïdien externe dont semble s'être détaché le muscle interne du marteau. « De même le

B. — Evolution du second arc.

Les transformations du second arc ont été étudiées surtout par Reichert. C'est aux dépens du second arc, ou stylo-stapédien, que se développent l'appareil suspenseur de l'os hyoïde et l'étrier (stapes).

Le cartilage apparaît sous forme d'une mince bandelette effilée, qui part de la capsule auditive cartilagineuse, en avant de l'apophyse mastoïde, en dehors de la caisse et du facial. En bas, les deux cartilages, que Kolliker propose d'appeler cartilages de Reichert, ne se soudent pas ensemble, comme l'ont fait les cartilages de Meckel ; ils se rapprochent du troisième arc branchial, et plus tard se soudent avec une pièce développée dans ce dernier (corps de l'os hyoïde).

De bonne heure le cartilage disparaît dans la partie supérieure de l'arc stylo-stapédien ; le cartilage de Reichert n'est plus relié au crâne que par des parties molles. Il se divise alors en deux segments : un segment supérieur et un segment inférieur. Le premier représente l'étrier, le second l'appareil suspenseur de l'os hyoïde.

DÉVELOPPEMENT DE L'ÉTRIER. — Les embryologistes n'acceptent pas tous le développement de l'étrier aux dépens du second arc branchial. Gunther rattachait la formation de tous les osselets au premier arc, et Kolliker, Salensky, etc., s'étaient primitivement ralliés à cette conception. D'autres auteurs, Wiedersheim, Parker, ont regardé le *stapes* comme une dépendance de la capsule auditive. L'Embryogénie et l'Anatomie comparée nous paraissent ici encore jeter un peu de lumière sur cette question difficile. Huxley, en effet, a démontré nettement que chez un lézard, le sphénodon, la columelle est unie à l'hyoïde par un cartilage (voy. fig. 18). Ces

muscle de l'étrier appartient au premier arc (?), il est détaché des uscles styliens, il doit être comme eux innervé par le facial.» (M. Duval, *Soc. biol.*, 1883.)

relations directes entre l'homologue du stapes et l'hyoïde ont été retrouvées chez d'autres reptiles et amphibiens.

D'autre part, on peut objecter à Parker, partisan de la formation aux dépens du cartilage du labyrinthe, que jamais Kolliker n'a pu, chez les plus jeunes lapins, observer de stade où l'étrier et le cartilage du labyrinthe fussent confondus. Ces considérations, jointes surtout à l'énorme argument tiré

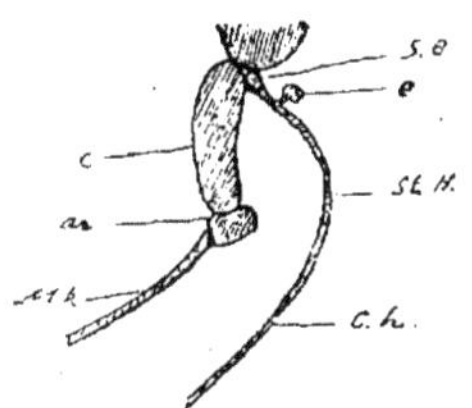

Figure 18 (d'après Huxley).

de l'observation de Huxley, nous paraissent plaider en faveur du développement de l'étrier dans le second arc branchial. Chez les poissons qui n'ont pas de fenêtre ovale ou d'étrier, la partie supérieure du second arc devient un os large, l'hyomandibulaire (Huxley).

L'étrier est primitivement une production en forme de massue solide (Kolliker); plus tard, il se creuse d'un trou par résorption et prend sa forme typique. Au contraire, pour Wiedersheim, ce trou est primitif et résulte du mode même de formation de l'étrier autour d'une artériole qui le traverse, et qu'il appelle artère mandibulaire.

L'étrier s'ossifie plus tard que les autres osselets. Son ossification se fait par trois points (Rathke).

Développement de l'appareil suspenseur de l'os hyoïde. — Le segment inférieur du cartilage de Reichert s'ossifie à ses deux bouts : il en résulte deux tiges osseuses reliées par une bande molle. De ces tiges, l'une (celle du haut), est l'apophyse styloïde, l'autre est la petite corne de l'os hyoïde; la bande fibreuse qui les relie n'est autre que le ligament stylo-hyoïdien. On voit par là que l'apophyse styloïde ne fait pas partie du temporal, et qu'elle ne lui est reliée que par une soudure secondaire.

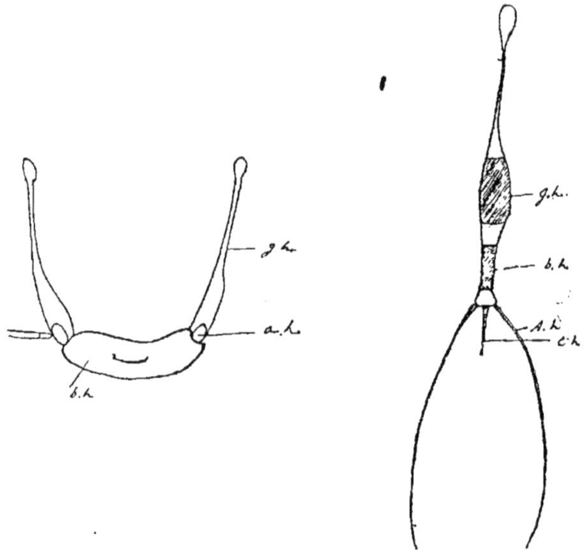

Fig. 19.   Fig. 20 (d'après Geoffroy-Saint-Hilaire).

Hyoïde homme.   Ap. hy. du canard.

Le ligament stylo-hyoïdien ne fait pas immédiatement suite à l'apophyse styloïde; entre les deux existe une pièce intermédiaire, ou cérato-hyal, unie à l'aiguille osseuse par un trousseau fibreux (1). Les recherches de M. Sappey lui ont montré que le cérato-hyal s'ossifie très longtemps avant le stylhyal. Vers 50 ou 60 ans, le stylhyal se soude au cérato-hyal.

L'appareil suspenseur de l'os hyoïde nous apparaît, chez l'homme, réduit à une grande simplicité : chez lui, la chaîne hyoïdienne a subi, suivant l'expression de Geoffroy Saint-Hilaire, une véritable dislocation. La réduction est plus grande encore chez les oiseaux : « La langue, réduite chez eux à un cartilage assez mince, ne réclamait plus d'une manière nécessaire l'appui d'une base osseuse..., de sorte que l'appareil hyoïdien aurait pu, sans le moindre inconvénient, être retranché de la machine ornithologique. » Il existe, mais à l'état rudimentaire.

Chez les mammifères, le développement de l'hyoïde est en rapport avec le développement de la langue. La langue est-elle peu développée, comme chez l'homme ? « Chaque chose semble retourner à sa souche primitive : le styloïde au crâne, et les cornes antérieures au corps de l'os hyoïde ». La langue est-elle au contraire, pesante et volumineuse (solipèdes)? Le basihyal cesse d'être faiblement suspendu, il s'allonge à partir du crâne, les petites cornes vont à sa rencontre, et l'anneau se complète (voy. fig. 21).

Chez les poissons, l'appareil hyoïdien prend plus d'importance encore, mais ici sa complexité est liée non plus au développement de la langue, mais au développement de l'appareil respiratoire. « Ces pièces s'élèvent au rang de matériaux indispensables de l'organisation, en série sur le centre des arcs branchiaux, elles forment alors la quille d'un second sternum intérieur ». Le basihyal et l'entohyal se développent, deviennent des « *pièces de force* sur lesquels les arcs des branchies trouvent à s'appuyer » ; mais au fond toutes les pièces se retrouvent et « l'appareil hyoïdien est le même chez tous les vertébrés. Porté chez les poissons au maximum de

____

(1) Cusset (p. 39) a le tort de confondre les petites cornes avec le cérato-hyal, à l'exemple d'Owen, du reste.

développement et de fonctions, et au minimum dans les oiseaux, l'hyoïde existe dans un état moyen chez les mammifères » Geoffroy Saint-Hilaire).

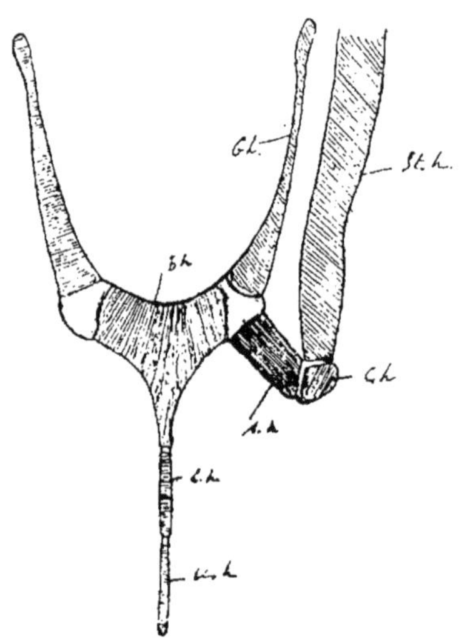

Figure 21 (d'après Geoffroy-Saint-Hilaire).

Ap. hy. du cheval.

B. h. Basibyal.
E. h. Entohyal.
U. h. Urohyal.
A. p. Apohyal.
C. h. Ceratohyal.
S. t. h. Stylhyal.
C. h. Glossohyal.

L'invariabilité de l'appareil hyoïdien nous est démontré encore par quelques pièces trouvées chez l'homme, où on a constaté une reconstitution à peu près complète de la chaîne stylo-hyoïdienne (pièce de Serres, fig. 22) (1).

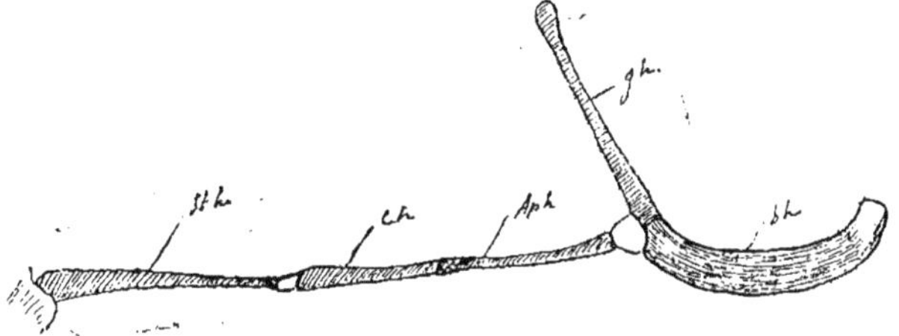

Figure 22 (Geoffroy-Saint-Hilaire).

C. — Evolution du troisième arc.

Le troisième arc ne devient cartilagineux que dans sa partie antérieure unie à celle du côté opposé (Kolliker). Cusset décrit au contraire une strie cartilagineuse apparaissant dans toute sa longueur et se segmentant de chaque côté en deux portions, une supérieure destinée à se transformer en partie molle du cou et du pharynx, une inférieure destinée à devenir squelettique. Nous savons déjà par l'étude du second arc quelles sont les formations du troisième, à savoir le corps de l'os hyoïde et les grandes cornes. Le troisième arc forme ainsi la partie médiane d'une chaîne dont le second constitue les parties latérales.

L'ossification du corps de l'os hyoïde se fait par un seul point, il existe en outre un point pour chaque corne ; les grandes cornes se soudent au corps de 40 à 50 ans. Les petites ne se soudent que dans la vieillesse.

D. — Evolution du quatrième arc.

Chez les mammifères, le quatrième arc a moins d'importance que les autres, il n'aboutit qu'à la production des par-

(1) Et pièce de Humbert (Soc. anat., 1873, citée dans la thèse de Cusset).

ties molles du pharynx et du cou. Il n'en est pas de même chez les poissons : à partir du troisième arc et y compris ce troisième arc, il se forme une série de baguettes cartilagineuses, en nombre variable (1), constituant *le véritable appareil branchial*, celui qui se recouvre de franges vasculaires et sert à la respiration. Pour cela chaque baguette émet de nombreux rayons cartilagineux qui, à leur tour, supportent les lamelles branchiales. Rappelons qu'à aucune époque du développement, pareille disposition n'existe chez l'embryon humain.

E. — Développement des organes qui naissent de plusieurs arcs (langue et larynx).

Nous avons jusqu'ici omis à dessein de parler d'un organe, la langue, dont le développement se rattache pourtant à l'histoire des arcs branchiaux. Discuter sa formation au moment où nous passions en revue toutes les productions de l'arc facial, eût été compliquer cette description déjà si touffue, d'autant plus que cette formation paraît avoir une origine branchiale multiple. Nous avons préféré reporter son étude à cette place, et réunir dans un même chapitre ce qui est relatif au larynx et à la langue, ces deux organes offrant ce caractère commun de se développer aux dépens de plusieurs arcs.

LANGUE. — Reichert considérait la langue comme un double bourgeonnement partant, vers la quatrième ou la cinquième semaine, de la symphyse des mâchoires inférieures. Pour Dursy, les trois premiers arcs prennent part par leur face interne au développement; le premier arc garde toutefois un rôle prépondérant. Kolliker, d'après ses observations sur le lapin, accepte les idées de Dursy ; il ajoute qu'il a toujours vu la langue sous forme d'un corps indivis et impair. Nous

(1) Il peut exister chez quelques requins sept arcs branchiaux, non compris les arcs hyoïdien et mandibulaire.

résumons dans les lignes qui vont suivre les résultats auxquels His est récemment arrivé.

Nous connaissons déjà l'aspect de la cavité bucco-pharyngienne examinée par sa face interne, nous savons ce qu'il
faut entendre par tuberculum impar, par furcula, fundus
branchialis, crista terminalis (1). (Voy. p. 19.)

Sur un embryon de la quatrième semaine (de 4 mm. 25) on
constate que les deux moitiés du premier arc se sont mises
en contact par la ligne médiane (Voy. fig. 23).

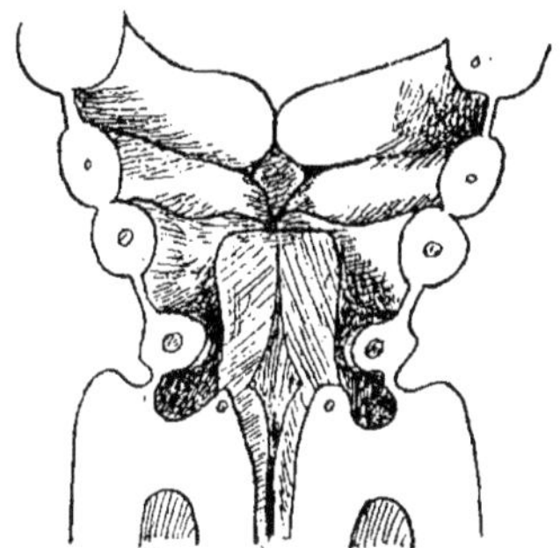

Figure 23 (d'après His).

Les deux moitiés du second arc se sont partiellement réunies,
elles ne se touchent que par une pointe au-dessus de laquelle
les bords de chaque moitié d'arc s'écartent en découvrant le
tuberculeum impar. Il résulte de cette union partielle une
sorte de petit cul-de-sac ouvert en haut et situé au-devant du
tuberculum impar; or ce cul-de-sac est le rudiment de la
partie moyenne du corps thyroïde. Un peu plus tard, les extrémités antérieures de la troisième paire se portent à la fois en
avant et en haut, elles rencontrent ainsi la seconde paire
(voy. fig. 24), et forment avec elle une pièce commune encastrée entre le tuberculum impar et la furcula, cette pièce
commune est l'origine de la base de la langue. Latéralement,
cette pièce commune se divise en deux branches qui ne sont

(1) Toute cette description est empruntée à His (1885).

autres que les deuxièmes et troisièmes arcs branchiaux séparées par la seconde fente branchiale : la branche supérieure (deuxième arc) est l'origine de l'arc palato-glosse, et comme telle, forme la limite entre la cavité buccale et la cavité pharyngienne. La fente sous-jacente (deuxième fente branchiale) marque l'emplacement des amygdales.

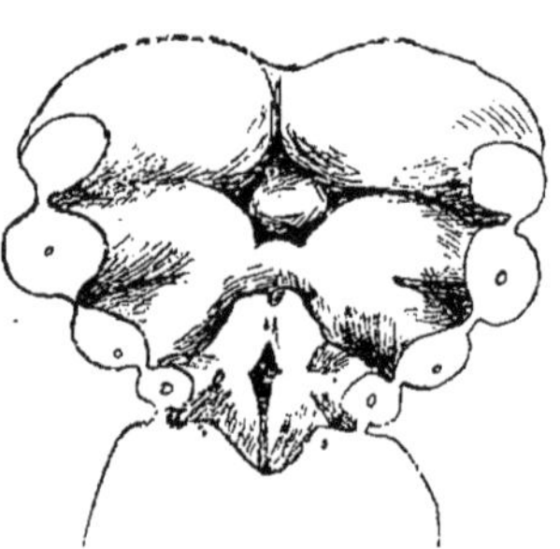

Figure 24 (d'après His).

Donc le second arc branchial établit les limites de la bouche, et la base de la langue se développe primitivement dans le pharynx.

Nous connaissons la signification de la furcula (Voy. p. 20); elle représente l'épiglotte et les replis épiglottiques, et la gouttière qu'elle limite n'est autre que l'entrée du larynx. De chaque côté de la furcula existe une dépression limitée en haut par le troisième arc, confondue en bas avec le fundus branchialis, chacune de ces dépressions est le point de départ des rudiments latéraux du corps thyroïde.

A partir de la cinquième semaine, le tuberculum impar, séparé en avant du maxillaire inférieur par une dépression profonde, subit un accroissement rapide et devient la portion buccale de la langue.

On peut conclure de cette description de His, que la langue résulte de la fusion de deux rudiments, d'un rudiment inférieur placé en face des deuxième et troisième arcs branchiaux réunis, et d'un rudiment supérieur émané du plancher sous-maxillaire (1).

Les deux rudiments se fusionnent suivant une ligne en forme de V en avant de laquelle se développeront les papilles caliciformes. Le sommet du V nous offre le foramen cæcum, vestige de la dépression qui primitivement conduisait du tuberculum impar au rudiment du corps thyroïde.

LARYNX. — Reichert attribue la formation de l'épiglotte et des cartilages aryténoïdes aux trois premiers arcs branchiaux, tandis que Kolliker refuse d'admettre aucune relation entre l'appareil branchial et le larynx ; voici brièvement quelle serait, d'après His, l'origine des pièces du larynx.

L'épiglotte et les replis aryténo-épiglottiques viennent de la furcula ; l'aryténoïde de la crista terminalis ; le cartilage thyroïde du quatrième arc branchial.

Quant au cartilage cricoïde, il naîtrait dans le tronc, au-dessous de la crista terminalis.

(1) Ces conclusions sont confirmatives (relativement à la formation aux dépens de tel ou tel arc) des idées de Dursy et de Kolliker ; le rôle des deuxième et troisième arcs pharyngiens est encore démontré par la pièce de MM. Hervé et Duval (m otocéph., loc. cit.).

CHAPITRE IV.

ÉVOLUTION DES FENTES BRANCHIALES.

Je n'ai pas à revenir sur la disparition des fentes en général ; il ne me reste, pour achever leur histoire, qu'à décrire la
série des transformations de la première fente puisque seule
elle persiste chez les mammifères (1). Je terminerai néanmoins
ce chapitre par le développement de deux organes, le corps
thyroïde et le thymus, dont les recherches modernes ont
démontré les rapports embryologiques avec les fentes branchiales.

A. — Evolution de la première fente.

La première fente s'oblitère dans ses deux tiers antérieurs,
son tiers postérieur reste permanent et selon les idées générale-
lement admises, forme le conduit auditif externe, la caisse du
tympan et la trompe d'Eustache, c'est-à-dire un long conduit
étendu du pharynx à l'extérieur, bientôt cloisonné par une
membrane, le tympan, qui répond à l'union du conduit auditif
avec la caisse.

Le développement de l'oreille moyenne et externe à l'aide
de la première fente est combattu par Urbantschitsch, dont
les études ont porté sur l'embryon de lapin, et par Hunt
(Etudes sur les embryons de cochons). D'après ces derniers
auteurs, la première fente branchiale n'aurait rien à faire
avec l'appareil de l'ouïe ; le conduit auditif externe résulte-
rait d'une involution ectodermique creusée derrière la première fente branchiale ; la trompe d'Eustache et la cavité

(1) Elle s'oblitère chez la plupart des poissons.

tympanique se creuseraient de même par une involution du pharynx, tapissée aussi d'ectoderme ; les deux involutions marcheraient à la rencontre l'une de l'autre et la membrane du tympan serait le résultat de leur rencontre.

L'opinion de Moldenhauer (E. poulet) se rapproche de la précédente en ce qui touche la trompe et la cavité tympanique. En effet, il fait provenir ces parties d'un sillon de la paroi pharyngienne, qui s'élargirait en une cavité spéciale et se rétrécirait à son union avec le pharynx. Mais Moldenhauer continue à faire dériver le conduit auditif externe de la première fente branchiale.

Avec Kolliker nous retournons à la théorie classique, à celle que nous avons exposée en premier ; mais Kolliker lui fait subir quelques modifications. Nous étudierons successivement le développement de l'oreille moyenne et du tympan d'après les données de Kolliker chez les mammifères, puis le développement de l'oreille externe (conduit et pavillon) d'après les recherches de His sur l'homme.

OREILLE MOYENNE. — « La cavité du tympan et la trompe d'Eustache se développent indubitablement de la partie interne de la portion postérieure de la première fente branchiale, dit Kolliker, mais cette portion ne se transforme pas immédiatement en ces organes, elle envoie en haut et en arrière un prolongement qu'on peut appeler *canalis tubotympanicus*, d'où ils dérivent ». En d'autres termes, l'oreille moyenne provient, non directement de la fente branchiale, mais indirectement d'un diverticulum qui en émane. Peu à peu, la partie tympanique du diverticulum s'agrandit, tandis que la partie tubaire reste stationnaire. Ensuite un tissu conjonctif gélatineux se développe dans ces cavités et les comble. (v. Trœltsch) ; ce tissu conjonctif est vasculaire (Kolliker) ; il persiste pendant toute la durée de la vie fœtale ; ce n'est que lorsque la respiration s'établit que le tissu gélatineux s'atrophie ; alors les osselets semblent situés à l'intérieur de la cavité, bien qu'ils continuent à être revêtus par la muqueuse.

Les mêmes phénomènes (apparition d'une substance gélatineuse suivie de résorption) s'appliquent à la trompe, ses parois deviennent cartilagineuses au quatrième mois.

MEMBRANE DU TYMPAN. — La membrane du tympan se constitue au moment de la formation du canalis tubo-tympanicus, par le développement d'une plaque, où sont plongés tous ensemble les osselets de l'ouïe et leurs muscles. La membrane se différencie lentement et ne devient tout à fait distincte qu'après la naissance. Au moment de la naissance, le tympan est presque horizontal, puis il se relève peu à peu.

En réalité, le développement de la caisse et du tympan renferme encore bien des points obscurs.

OREILLE EXTERNE. — La question de la dépendance ou de l'indépendance embryogénique vis-à-vis de la première fente branchiale existe pour l'oreille externe comme pour l'oreille moyenne. Anciennement v. Baer et récemment Hunt, Rauber, Urbantschitsch, ont soutenu que la première fente ne forme pas le conduit auditif. Dans le camp opposé, on compte Reichert, Bischoff, Rathke, Dursy, Kölliker, His, etc. Voici un résumé aussi concis que possible de la longue description de ce dernier observateur.

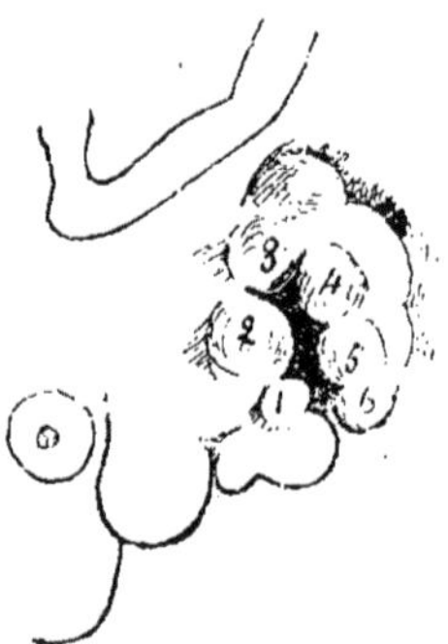

Figure 25 (d'après His).

Sur un embryon humain de 12 à 14 millim. (Fig. 25), on observe que les bords de la première fente se hérissent de petites saillies (*colliculi* de quelques auteurs) 1, 2, 3, 4, 5, 6

Deux de ces saillies appartiennent à l'arc maxillaire inférieur,
trois au deuxième arc branchial, une sixième saillie borde
l'extrémité postérieure de la première fente. En même temps,
l'extrémité mentonnière du maxillaire inférieure se renfle et
se divise en deux bourrelets, un bourrelet labial qui ne nous
intéresse pas, et un bourrelet inférieur qui s'élargit et passe
comme une sorte de lambeau sur la première fente et jusque
sur le second arc : ainsi disparaît toute la partie antérieure de
la première fente branchiale, ainsi se circonscrit une cavité
que His appelle fosse angulaire, bordée à présent par 5 tubercules. His les désigne par des chiffres (1, 2, 3, 4, 5). nous les appellerons d'après leur situation respective et d'après leur
situation par rapport à la fente :

Tubercule antérieur et inférieur (1).

Tubercule antérieur et supérieur (2).

Tubercule intermédiaire (3).

Tubercule postérieur et supérieur (4).

Tubercule postérieur et inférieur (5).

On peut donner au tubercule antérieur et inférieur le nom
de tubercule tragique et celui d'antitragique au tubercule
postérieur et inférieur (5). Or, ces deux tubercules se réunis-
sent et il ne persiste de leur indépendance primitive qu'un
sillon, le sillon intertragique.

Le tubercule tragique (1) se réunit au tubercule antéro-supérieur (2). Le tubercule antéro-supérieur se soude à l'intermédiaire (3), déjà un peu modifié lui-même et prolongé plus
tard en forme de queue (*cauda*) jusque derrière l'antitragique ; leur soudure forme l'hélix ; le tubercule postéro-supé-
rieur ou tubercule de l'anthélix (4) reste indépendant du tubercule intermédiaire et de son prolongement ; le sillon qui
l'en sépare est la gouttière de l'hélix (voy. fig. 26). On pourrait
synthétiser cette aride description en disant : les tubercules du premier arc se fusionnent, s'unissent à l'intermédiaire,
et le bourrelet qui en résulte, prolongé en arrière, circonscrit,
à la manière d'un anneau, un peu ouvert en bas, la fosse angulaire et les tubercules du second arc. L'extrémité inférieure du demi-anneau postérieur formera le lobule de l'o-
reille (*tænia lobularis*).

A un degré plus avancé du développement, le bord antérieur de la fosse angulaire émet vers l'anthélix un prolongement que nous appellerons prolongement antérieur de l'hélix

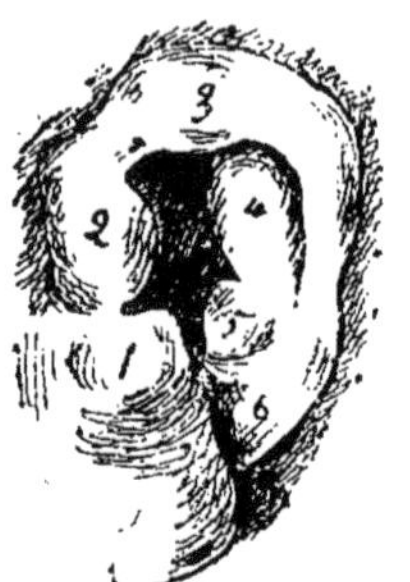

Figure 26 (d'après His).

(voy. fig. 27), la conque se détache du plan de la tête et se recourbe en avant ; ces deux processus ont pour résultat commun de masquer l'anthélix et la fosse angulaire. Ce retroussement du pavillon ne dure que très peu de temps

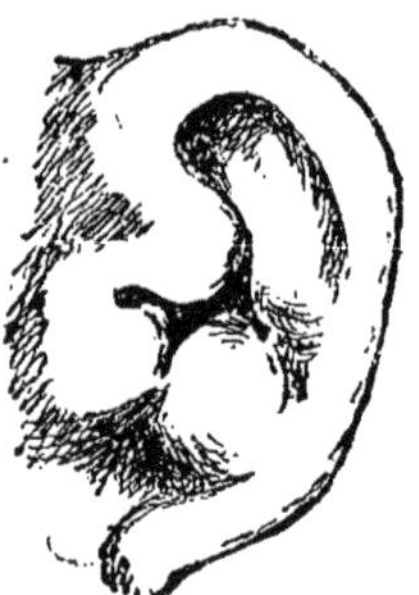

Figure 27 (d'après His).

chez l'embryon humain, et peu à peu l'hélix revient en arrière ; mais le prolongement antérieur a continué de croître : il réduit la fosse angulaire à n'être qu'une fente étroite, et se rapproche à la fois de l'anthélix et de l'antitragus (voy. fig. 28). Le prolongement antérieur prend de la sorte la forme d'une fourche, la branche supérieure de la fourche, tournée vers l'anthélix, forme l'épine de l'hélix ; la branche inférieure s'unit au tragus, et peu à peu celui-ci se rapproche de l'épine (ou *crus helicis*), la fissure qui les sépare se rapetisse, mais nous en retrouvons encore un vestige dans l'oreille achevée.

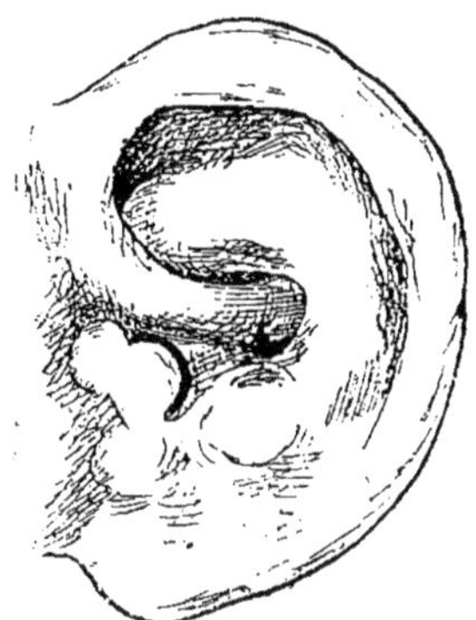

Figure 28 (d'après His).

Au milieu de la grossesse, le pavillon de l'oreille a pris sa forme définitive, toutefois la conque n'est encore représentée que par des fissures, les restes de la fosse angulaire. C'est donc du deuxième au cinquième mois que se passent tous les phénomènes relatifs au développement du pavillon : c'est dans cette période que se produisent les malformations.

On peut résumer cette longue et difficile description, et dire : le pavillon de l'oreille naît des deux premiers arcs aux dépens de saillies ou bourrelets qui bordent la première fente branchiale, c'est l'union de tel ou tel bourrelet, c'est l'hypertrophie et la saillie de tel ou tel, qui, en fin de compte, arrivent à donner à l'oreille sa forme définitive.

Le pavillon constitué, la conque cartilagineuse se développe et, avec la coopération d'un petit cartilage isolément apparu (Kolliker), pousse un prolongement qui sera la portion cartilagineuse du conduit auditif, tandis que la portion osseuse résulte du développement du cadre osseux qui reçoit le tympan. La lumière du conduit auditif externe chez l'embryon de l'homme et des mammifères, est oblitérée par un bouchon épidermique (Baër, Rathke, Tröltsch, Urbantschitsch, Kolliker.

B. — Développement du corps thyroïde et du thymus.

CORPS THYROIDE. — His a le premier décrit le premier stade du développement du corps thyroïde chez l'homme. Nous savons (v. p 45 et 46) qu'il le fait naître d'un rudiment médian et de deux rudiments latéraux. Nous avons mentionné, lorsque nous traitions du développement de la langue, la formation du rudiment médian ; il se présentait à nous sous la forme d'un cul-de-sac situé en avant de la pièce commune aux deuxième et troisième arcs. Quant aux rudiments latéraux, nous les avons vu naître de deux dépressions qui aboutissent en bas au *fundus branchialis*.

Le cul-de-sac médian est interposé primitivement entre la portion radiculaire et la portion buccale de la langue. Après que ces deux portions se sont réunies, on observe encore dans l'épaisseur de la langue un petit canal étroit recouvert d'épithélium ; ce conduit s'appelle le *conduit lingual* ou *thyreoglossus*, il persiste jusqu'à la fin du deuxième mois, et His l'a même retrouvé deux fois sur des fœtus à terme : son extrémité antérieure est représentée chez l'adulte par le foramen cæcum. His ne nous apprend pas comment se fait l'union des lobes latéraux et du lobe médian.

La formation du corps thyroïde a été étudiée chez le poulet et chez les mammifères bien avant de l'être chez l'homme. Remak, Gotte, Muller et Seessel sont d'accord pour considérer le corps thyroïde comme représenté au début chez le poulet par un diverticule épithélial, médian se détachant de la paroi antérieure du pharynx ; la glande, qui était simple jusqu'au cinquième jour, se divise alors en deux corps arrondis qui descendent le long de la trachée. Kolliker (le premier qui ait étudié la glande thyroïde embryonnaire des mammifères) a observé sur un embryon de lapin du neuvième jour, que le rudiment du corps thyroïde était représenté par un diverticule de la paroi antérieure du pharynx. Un peu plus tard le diverticule s'allonge et gagne les parties latérales.

Donc chez l'homme, chez le poulet et chez le lapin, les observations concordent, le point de départ du corps thyroïde semble bien être un diverticule épithélial médian détaché de la paroi antérieure du pharynx, au niveau du deuxième arc branchial; les deux rudiments latéraux n'ont été mentionnés que par His (1) et par Wolfler et Born (Etude sur le cochon).

THYMUS. — Le développement du thymus a été l'objet de recherches récentes; (Kolliker, Stieda, 1881; Born, 1882), qui

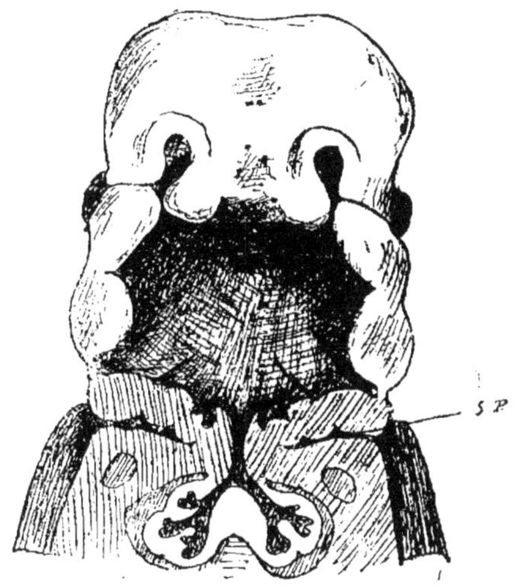

Figure 29 (d'après His).

Embryon R. (11^{mm},5), d'après une reconstruction.

S. p. Sinus prœcervicalis.

toutes aboutissent à cette conclusion, que le thymus est un dérivé des fentes branchiales. « C'est une fente branchiale

(1) Néanmoins, Seessel décrit chez le poulet des glandes accessoires placées à la hauteur du maxillaire supérieur au début, puis descendant peu à peu pour gagner les côtés de la trachée.

transformée en tube » (Kolliker). Le thymus provient donc d'une poche branchiale, c'est-à-dire de la muqueuse pharyngienne, que ce soit au niveau de la troisième fente (Born), ou au niveau de la quatrième (Fol).

L'opinion de His s'écarte beaucoup des précédentes, puisqu'il fait provenir le thymus non plus d'une invagination intérieure, digestive, mais du dehors, de l'ectoderme; comme toutes les observations de His citées dans notre thèse, celles-ci ont porté exclusivement sur l'embryon humain.

Il a été dit plus d'une fois, dans le cours de nos descriptions que les arcs branchiaux ne gardent pas longtemps leurs rapports et leurs distances réciproques, mais qu'ils se rapprochent, qu'ils se recourbent même. L'exagération de ces déplacements amène les derniers arcs à former avec l'angle du cou une dépression profonde (voy. fig. 29 *sp*), une sorte de baie que His appelle *sinus præcervicalis*; le sinus præcervicalis est l'origine du thymus; par suite, les deuxième, troisième et quatrième fentes branchiales et le revêtement des arcs correspondants prennent part au développement du thymus; il existe alors, à la partie inférieure du cou, une fistule branchiale normale qui persiste jusqu'à la cinquième semaine (1).

(1) Si cette opinion de His se vérifiait, on voit combien seraient justifiées les réserves que nous formulions au cours de ce travail, au sujet de la pathogénie des kystes congénitaux et des fistules, car ne serait-on pas tenté de voir dans ces affections un vice d'évolution du thymus et du corps thyroïde? Le développement de ce dernier, tel que le présente His, nous expliquerait mieux que toute autre théorie le siège des kystes sus-hyoïdiens.

CHAPITRE V.

EVOLUTION DES ARCS AORTIQUES.

Nous avons laissé les arcs artériels au moment de leur formation, nous avons dit que chez l'embryon humain de 20 jours (3^{mm} 2, B B), le tronc aortique émettait cinq branches vasculaires dont les deux premières et les trois dernières naissaient par un tronc commun. Nous avons fait remarquer enfin que le tronc aortique s'insérait (1) à cette époque un peu au-dessous du second arc. D'après les descriptions de His et d'après ses figures qui représentent des coupes de l'embryon B B (fig. 41, His, fasc. 1885), il apparaît bien qu'il y a chez l'homme un moment où les cinq arcs artériels sont visibles. Ce moment est de courte durée sans doute, puisque chez l'embryon de 4^{mm} 25 on ne distingue plus d'artère dans le premier arc branchial. On conçoit que l'observation de cinq arcs ait échappé à beaucoup d'observateurs et que la plupart, tant chez le poulet que chez les mammifères n'aient vu que trois, rarement quatre, jamais cinq arcs aortiques réunis.

Quoi qu'il en soit, à peine le système des arcs artériels est il complet (avant même de l'être) (Kolliker), que son évolution commence ; c'est de ce système que vont se former la crosse de l'aorte, l'artère pulmonaire, le tronc brachio-céphalique, les sous-clavières, les carotides primitives et leurs deux branches de bifurcation.

Deux phénomènes dominent toute cette série de transformations : l'un est un phénomène d'atrophie qui porte sur certains arcs aortiques ou portion d'arc, l'autre est un phénomène de déplacement du point où le tronc aortique vient s'insérer sur

(1) On comprend, par ce qui a été dit, que nous appelons insertion aortique le point où l'extrémité supérieure du tronc aortique s'insinue dans la paroi antérieure de la cavité bucco-pharyngienne.

la paroi antérieure du pharynx. On trouve cette insertion :

Chez l'embryon de 2 ^{mm} 15 à l'union du premier et du deuxième arc.

Chez l'embryon de 3 ^{mm} 2 à l'union du deuxième et du troisième.

Chez l'embryon de 4 ^{mm} 25 en haut du troisième arc, tout près de l'entrée du larynx.

Chez l'embryon de 10 ^{mm}, l'insertion s'est abaissée presque sous le quatrième arc; chez l'embryon de 11 mm. 5, l'insertion se fait au devant de la face antérieure du larynx; elle est au dessous du larynx chez l'embryon de 12 mm. 5. La descente continue encore après la formation du septum, jusqu'à ce qu'enfin l'insertion aortique atteigne sa situation définitive, au-dessous de la bifurcation de la trachée. Parallèlement à ce mouvement de descente, le cœur qui était primitivement situé sous le cerveau, est venu peu à peu gagner sa place dans la poitrine, et les troncs artériels ont subi un allongement considérable (1).

L'évolution atrophique des arcs aortiques a été décrite par Rathke; c'est encore le schéma de Rathke, un peu modifié, qui nous servira de guide. Voici comment on peut résumer ce processus :

La partie moyenne des deux premières crosses aortiques disparaît; il reste donc 2 branches verticales : l'une, antérieure, deviendra la carotide externe; l'autre, postérieure, sera la carotide interne. La verticale, qui réunit en arrière le troisième et le quatrième arc, s'atrophie : les deux carotides externe et interne acquièrent ainsi un tronc commun (voy. fig. 30). Il ne nous reste plus que deux crosses complètes. La quatrième va former, à droite, le tronc brachio-céphalique; à gauche, la crosse de l'aorte.

La cinquième s'atrophie à droite; à gauche, elle donne l'ar-

---

(1) En particulier les carotides. C'est encore à cet allongement qu'il faut attribuer « le singulier parcours du récurrent, lequel passant primitivement dans la région laryngienne derrière le quatrième arc aortique, se trouve entraîné et forme une large anse, étant pour ainsi dire repoussé en arrière vers le milieu par le retrait de l'arc aortique dans le thorax. » (Huxley)

tère pulmonaire et le canal artériel. Pour saisir ces dernières transformations, il faut savoir que déjà, chez le très jeune

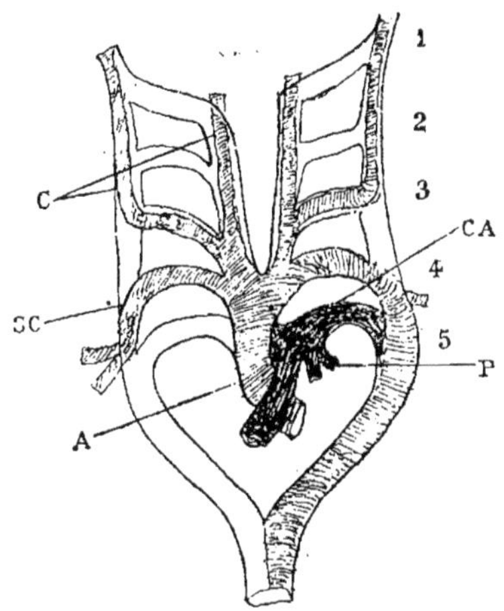

Figure 30.

embryon (4ᵐᵐ,5), le cinquième arc fournit deux branches qui descendent vers le poumon, et se rappeler que le bulbe artériel s'est cloisonné (E. 10 mill.); prolongeons par la pensée la cinquième crosse gauche jusqu'à la bifurcation pulmonaire du bulbe, il en résultera que la bifurcation aortique va se continuer avec les deux quatrièmes crosses. On devine que la limite du canal artériel est marquée, sur la cinquième crosse gauche, par l'insertion des deux branches pulmonaires (voy. la fig. très schématique 31) (1).

Telle est, chez l'homme, l'évolution des arcs branchiaux et des parties qui s'y rattachent. Je terminerai en signalant l'homologie qu'on a voulu établir entre les arcs branchiaux et les côtes. La question est traitée dans la thèse de M. Bertrand (Montpellier, 1869).

On sait que, d'après la conception d'Owen, une vertèbre se

(1) On trouvera une histoire complète des irrégularités dans le déveleppement des arcs aortiques dans le *Traité d'Anatomie* de Beaunis et Bouchard. (V. p. 450, édit. 1879).

composc d'un corps ou centre qui sert d'axe à deux anneaux, l'un postérieur ou neural, l'autre antérieur ou hœmatal, destinés, le premier à la protection des centres nerveux, le second à celle des troncs vasculaires.

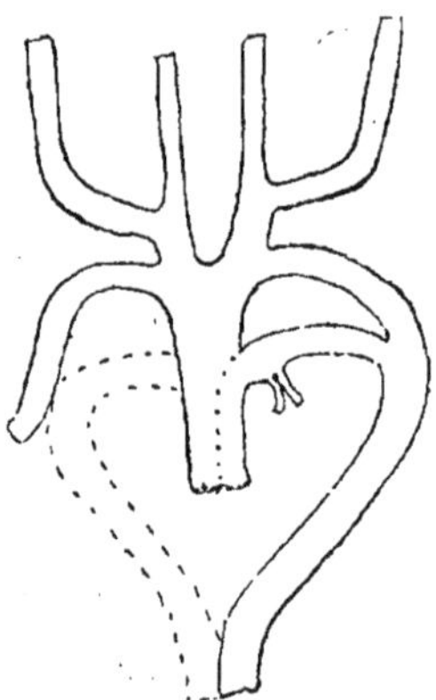

Figure 31.

Les arcs branchiaux seraient les arcs hœmataux des vertèbres crâniennes. Ainsi, d'après Bertrand (1), l'arc mandibulaire est l'arc hœmatal de la troisième vertèbre crânienne, dont le corps est la partie médiane du sphénoïde antérieur.

Le stylhyal est l'arc hœmatal de la vertèbre moyenne, dont le corps est la partie médiane du sphénoïde postérieur.

Le thyro-hyal est l'arc hœmatal de la vertèbre postérieure, dont le corps est l'apophyse basilaire.

En un mot, les arcs branchiaux sont les côtes des vertèbres céphaliques ; ainsi serait vérifiée une fois de plus la loi de l'unité de composition organique, un même type, le type vertébral, présidant à la composition de la tête et du tronc.

(1) Bertrand considère même quatre vertèbres crâniennes ; il ajoute aux précédentes une vertèbre nasale dont le Vomer serait le corps et le bourgeon maxillaire supérieur l'arc hœmatal.

INDEX BIBLIOGRAPHIQUE.

ALBRECHT. — Sur la valeur morphologique de l'articulation mandibulaire, du cartilage de Meckel et des osselets de l'ouïe. Bruxelles, 1883.

ALBRECHT. — Communication faite à la Société d'anthropologie de Bruxelles sur le crâne d'une idiote, 1882-83.

ALBRECHT. — Sur la valeur morphologique de la trompe d'Eustache et les dérivés de l'arc palatin, de l'arc mandibulaire et de l'arc hyoïdien des vertébrés. (Soc. d'anat. pathol., Bruxelles, 1884.)

DE BAER. — Des branchies et des vaisseaux branchiaux dans les embryons des animaux vertébrés. (Annales des sc. nat., 1828. — Répertoire général d'anatomie de Breschet, 1828.)

BAUDEMENT. — Observations sur les analogies et les différences des arcs viscéraux de l'embryon des deux sous-embranchements des vertébrés. (*In* Ann. des sc. nat., 3e série, 1847.)

BALFOUR. — Embryologie comparée, 1883-85.

BERTRAND. — Conformation osseuse de la tête chez l'homme et les vertébrés. (Th. Montpellier, 1862, n° 21.)

BEAUMULLER. — Sur les transformations du cartilage de Meckel. (Zeitschr. für wiss Zool., t. XXII.)

BEAUNIS et BOUCHARD. — Anat.

BISCHOFF. — Traité du développement de l'homme et des mammifères (*In* Encycl. anat., Paris, 1843, trad. Jourdan, t. VIII.)

BORN. — Sur les dérivés des arcs branchiaux embryonnaires. (Arch. f. Mikrok. anat., 1882.)

BOJANUS. — Observatio anatomica de fœtu canino. (Nova acta, Acad. nat. curios, 1820. t. X, pl. 8).

BURDACH. — De fœtu humano. Lipsiæ, 1828, f. 1.

CADIAT. — Développement de la portion céphalo-thoracique de l'embryon. (Journ. d'anat. et de phys., 1878.)

CADIAT. — Développement des fentes et des arcs branchiaux. (Journ. d'anat., 1883.)

CLAUS. — Traité de zoologie.

Coste. — Histoire du développement, avec atlas, 1847.

Cusset. — Étude sur l'appareil branchial des vertébrés. (Th. Paris, 1877.)

Duplay. — Pathol. ext.

Duplay. — Fistules congénitales. (Arch. méd., 1877.)

Dursy. — Zur Entwicklungs Geschichte des Kopfes des Menschen und der höheren Wirbelthiere. Tübingen (1869).

M. Duval. — Ann. des Sc. nat. 1878.

M. Duval. — Bibliothèque des hautes études, section des sciences naturelles, t. XXIX, 1884.

M. Duval. — Du Darwinisme.

M. Duval et Hervé. — Soc. biol., 1883.

M. Duval. — Innerv. du m. int. du marteau. (Soc. biol., 1885.)

Duvernoy. — Développement des poissons. (*In* Ann, des sc. nat., 3e série, t. I.)

Filipi. — Développement des poissons. (*In* Ann. sc.nat., 3e série, t. VII.)

Fol. — Description d'un embryon humain de 5^{mm},6. (Recueil zoologique suisse, 1884.)

Foster et Balfour. — Éléments d'embryologie, 1877.

Gegenbaur. — Anatomie comparée.

Gœthe. — Œuvres d'histoire naturelle. (Trad. Martins. Paris, 1837.)

Geoffroy-Saint-Hilaire. — Philosophie anatomique. Pièces osseuses des organes respiratoires, 1818.

Götie. — Morphol. comparée du squelette. (Arch. f. Mikrok Anat., t. XIV.)

Gruber. — Contrib. à l'histoire du développement de l'étrier. (Schenks Embryol. mitth., 1878.)

Gunther. — Beobacht. über die Entwicklung des Geher. Organs. Leipzig, 1842.

Hamy. — Os intermaxillaire de l'homme, 1868.

Hervé et Duval. — Sur un arrêt de développement de la face. (Soc. biol., déc. 1883.)

Hervé. — Notes sur le squelette cartilagineux primitif de la face. (Soc biol., 1884.)

Heusinger. — Virchow Arch., 1864.

His. — Arch. His et Braune, 1881.

His. — Anatomie menschlicher Embryonen, avec 2 atlas. Fasc. I, 1880, fasc. II, 1882 ; fasc. III, 1885.

Hæckel. — Anthropogénie comparée, 1877.

Huschke. — Ueber die Kiemenbögen und Vogelembryo. (Isis, 1827 t. XX, et 1828, t. XXI.)

Kolliker. — Embryologie, 1879-82.

Kollmann. — Ohrmüschel und Gehörgan. (Zeitschrift f. biol. t. IV.)

Magitot et Robin. — Sur le cartilage de Meckel. (Ann. des sc. nat., t. XVIII, 1862.)

Masqueline. — Recherches sur le développement du maxillaire inférieur de l'homme. (Bulletin Acad. roy. Belgique, 2ᵉ séric, t. XLV, nᵘ 4.)

Meckel. — Traité d'anatomie comparée, 1825.

Milne Edwards. — Physiologie et anatomie comparée.

Moldenhauer. — Morph. Jarhb., t. III.

Mueller. — Développement de l'hypophyse et de la glande thyroïde. (Ienasche Zeitsch., 1871.)

Owen. — Anat. comp.

Parker et Bettany. — The morph. of the skull., 877.

Quain. — Anat.

Rathke. — Kicmen bey Saugethiere. Isis, 1825.

Rathke. — Anatomische Philosophische, 1832.

Reichert. — De arcubus sic dictis branch. (Dissert. inaug. Berolini, 1836.)

Reichert. — Muller's Archiv., 1837.

Reichert. — Zur controverse über der Primordialchädel, Muller, Arch., 1849.

Remak. — Unter. über die Wirbelthiere. Berlin, 1850-55.

Reynier. — Th. agrég., 1883.

Robin et Magitot. — Loc. cit.

Rudinger. — Beiträge zur hist. d. mittl. ohr., 1873.

Sabatier. — Transformations du système aortique dans la série des vertébrés. (Ann. des sc. nat., t. XIX.)

Sappey. — Anat. descript.

Schenk. — Embryologie comparée des vertébrés, 1874.

Seessel. — Arch. f. anat. et phys., 1877.

Stieda. — Recherches sur le développement du thymus et du corps thyroïde. Leipsig, 1882.

Tourneux et Hermann. — Art. *Embryon*, Dict. des sc. méd.

Wölffler. — Sur le développement et la structure du corps thyroïde. Berlin, 1880.

Paris. — Typ. A. PARENT, A. DAVY, succ., imp. de la Faculté de médecine, 52, rue Madame et rue Corneille, 3